再発・転移を防ぐ

癌がわかる腫瘍マーカーの教科書

特異マーカー、関連マーカー、がん血管から出る情報の
3つの組み合わせで再発・予防リスクがわかる

癌代謝病・免疫研究会会長
医学博士・医師　小林 常雄

三冬社

まえがき

癌は１６０年前、Ｒ・ウィルヒョウ説の誤解から始まった。即ち「癌は悪性腫瘍でありがん細胞は無制限に増殖する」という考えだ。この説に基づいた癌検診と標準治療が行われてきた。しかし、今から、90年前オットー・ワールブルグは「癌は酸素下で解糖呼吸を行っている」という発見で１９３０年にノーベル賞を受賞したが、癌の診断にも治療にも活用されてこなかった。

１９７１年、小浦、関口らのがん細胞と正常細胞のハイブリッド実験から癌細胞になるか、正常細胞になるかは核の遺伝子は全く関係がなく、細胞内のミトコンドリアが癌細胞になるか正常細胞になるかの鍵を握っている事が明確にわかった。

これで長い間、戦われてきた「癌は遺伝子の病気か、生活習慣病か」の決着がついた。

日本ではこの研究は全く無視され、２０００年代に入って米国などで追試が行われた。２０１１年にボストン大学のトーマス・セイフリッド教授が癌は呼吸代謝病だという本を出版され（cancer as a metabolic disease）世界の多くの医師が理解し始めた。

私は１９９４年に癌は新生物として、生化学、生物学的に診断すべきという事で、癌をプロスペクティブに一生をリスク分類する方法、ＴＭＣＡ検診をCancer誌に発表した。

２０１８年には米国ＮＣＩとメイヨークリニックと私のクリニックで行ったＴＭＣＡ検診のダブルブラインドの成績もCancer Medicine誌に発表して感受性も特異性も85～94％という高いものだった。

言い換えると画像診断の１００倍の正診性の検査法ができたのです。

この方法を体得し、検査結果が読めるようになると癌の予知予防ができ、２０１８年には癌に罹るリスク因子（ビタミンA,D,cAMP）が判明したので癌の再発予防もでき、癌に罹る人を減らし、癌で死ぬ人が激減します。

腫瘍マーカーは様々な誤解を生んできましたが、更に最近、遺伝子多型を調べる血清診断や血中で流れる循環がん細胞Circular Tumor Cell（ＣＴＣ）による血清診断の顔をした検査が出てきて混乱を来していますが、癌は新生物なので正しい腫瘍マーカーの診断法を理解してゆく事が、癌の予知予防や再発予防が出来るようになる為に必須のテーマです。

ここに我々が2万6千人に行ってきたTumor Maker Comprehensive Assay（ＴＭＣＡ）の方法を紹介します。

多くの医師がＴＭＣＡ検診を活用できるようになって欲しいと願っています。

２０２２年3月吉日　医学博士・医師　小林 常雄

再発・転移を防ぐ

癌がわかる腫瘍マーカーの教科書――もくじ

TMCA検診とは

シン（新・真）・腫瘍マーカー検診

（Tumor Marker Comprehensive Assay TMCA）

従来の腫瘍マーカー検診は特異マーカーのみを使っていたため、真の価値が発揮できなかったが、特異マーカー、関連マーカー、増殖マーカーを組み合わせることで、CTCや遺伝子検査に比べて総合的立体的な検診が可能

再発・転移を防ぐ

癌がわかる腫瘍マーカーの教科書

第１章――シン・腫瘍マーカー検診の読み方

胎児が胎盤と絨毛血管とから育つように、がん組織は癌細胞と癌の間質と癌血管からできるのです。だからそれぞれの組織から出る特異的腫瘍マーカー（s-TM）、関連腫瘍マーカー（a-TM）、癌血管から出る情報を把握することで癌組織を正しく把握することができます。s-TMはすべての癌で出るわけではないので、特異的腫瘍マーカーだけで癌を捉えることは不可能です。その矛盾を加味してがん組織を正しく把握するためには、癌特異的腫瘍マーカー（s-TM）、がん関連腫瘍マーカー

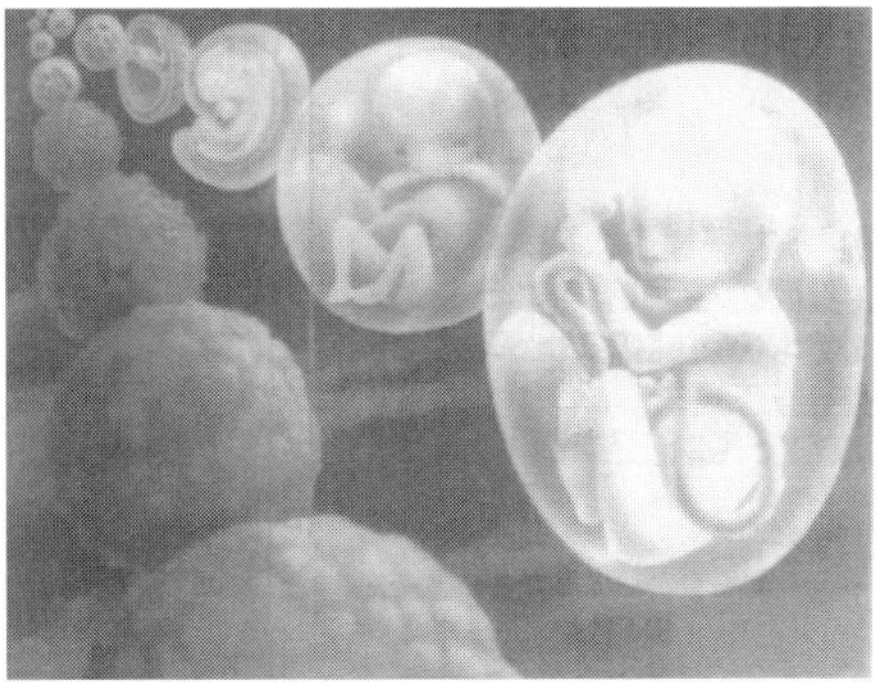

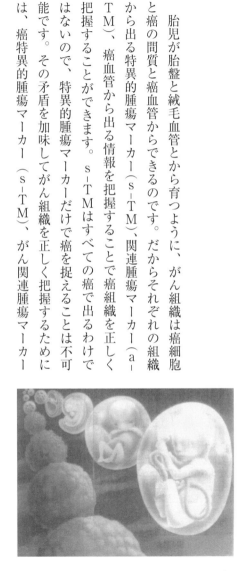

（a-TM）、増殖腫瘍マーカー（g-TM）の3つの構成成分をうまく組み合せて捉えることが癌を正しくとらえることになります。順番に述べていきます。

■特異的腫瘍マーカー（s-TM）の使用方法

s-TMは単独では限界がありますので、複合腫瘍マーカーの活用が必要です。即ち、単独の特異的腫瘍マーカーだけですと、sensitivityを上げようと思えば、specificityが落ちます。逆も真なりです。だから次のような複合腫瘍マーカー（CEA×TPA、FT／Fe）を組み合わせたもの等を使用します。

表1-1にみられるように、specificityを下げないようにして、sensitivityを上げるには、様々な複合腫瘍マーカーを組み合わせることでこの問題を解決するこ

表 1-1

colon ca.(60), lung ca.(20), benign colon(45), benign lung(15), normal(70)

	sensitivity（%）	specificity（%）	accuracy（%）
(1) Mayo Clin.*			
CEA（≧4.4ng/ml）	17.5（14/80）	98.5（128/130）	67.6（142/210）
TPA（≧125U/L）	37.5（30/80）	83.1（108/130）	65.7（138/210）
FT/Fe（≦0.4）	27.5（22/80）	69.2（ 90/130）	53.3（112/210）
TPA×CEA（≧380）	28.8（23/80）	99.2（129/130）	72.4（152/210）
TPA×CEA/（FT/Fe）（≧600）	31.3（25/80）	91.5（119/130）	68.6（144/210）
TPA×CEA≧380 and/or TPAXCEA/（FT/Fe）（≧600）	42.5（84/80）	90.8（118/130）	72.4（152/210）

* The number of cases;colon cancer(early stage), 60;lung cancer(early atage), 20;benign colon, 45;benign lung, 15;normals,70.

表 1-2

・Time course :	28/12/2015	14/1	18/2	17/3	19/4	13/6/2016
・Ferritin（FT）:	489	337	186	225	195	208
・Serum iron（Fe）:	75	67	49	78	71	85
・FT/Fe :	6.5	5.0	4.0	2.8	2.7	2.4
・Thymidine kinase :	59.1	4.9	2.1	3.6	3.1	4.5
・α 1-gl fraction :	3.0	2.6	2.6	2.4	2.4	2.4 %
・Albumin :	60.7	60.4	62.3	60.7	60.2	61.1 %
・TS risk assessment :	TS(V)(G1)	TS(Ⅳ)	TS(Ⅳ)	TS(Ⅲ)	TS(Ⅲ)	TS(Ⅲ)
・CT exam :	metastasis(+)	(−)				

Tx=漢方薬（SA）+re-differentiation Tx+Detox

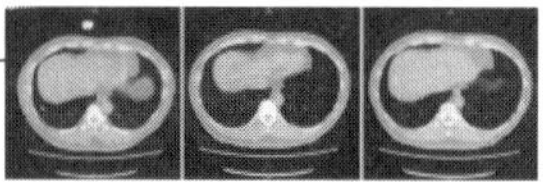

とが明瞭でしょう。

ここで紹介した、フェリチンを血清鉄で割った複合マーカー（FT／Fe）は腫瘍の大きさとの相関がたかいので、特異的腫瘍マーカーとしての役割がうかがえます。上記は48歳（男）の右腕の肉腫の手術をした後で、肺転移をして、当院に来られた方です。治療により、肺転移が消失するにつれて、FT／Feの値が低下しています。肉腫はｓ-ＴＭを出さないことが多いです。

今回はFT／Feに注目をしてください（表1-2）。表の見方は全体像が理解できるようになった時に再度、説明します。結論として、CEA×TPA、TPA×CEA／FT／Feなどを組み合わせることにより、specificityを高く保ちつつ、sensitivityを上げる方法になります。

●良性疾患と早期がんをどうして区別するか

この表（表1－3）からわかることは、早期大腸がんと良性大腸疾患を区別するのに、Fe／SAは有効であるということです。癌になれば、血清鉄は低下しますし、シアル酸（SA）は増加しますから、良性疾患と早期大腸がんを区別するのは難しいといわれてきたのですが、実に簡単で、この複合腫瘍マーカーを使う必要があります。勿論、これは肺の早期がんと、肺炎の区別にも使えます。

表 1-3

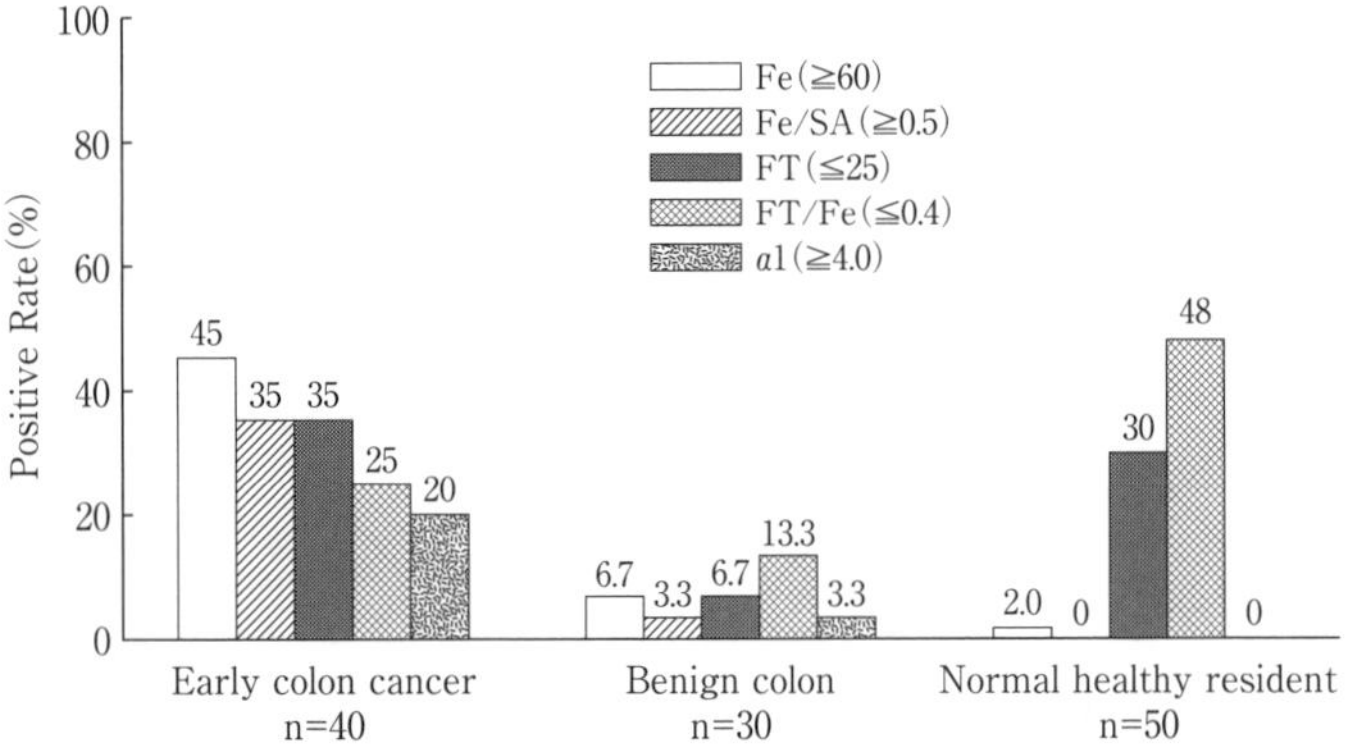

●S-TMは罹患臓器を推定するのに役立つ（図1-1）

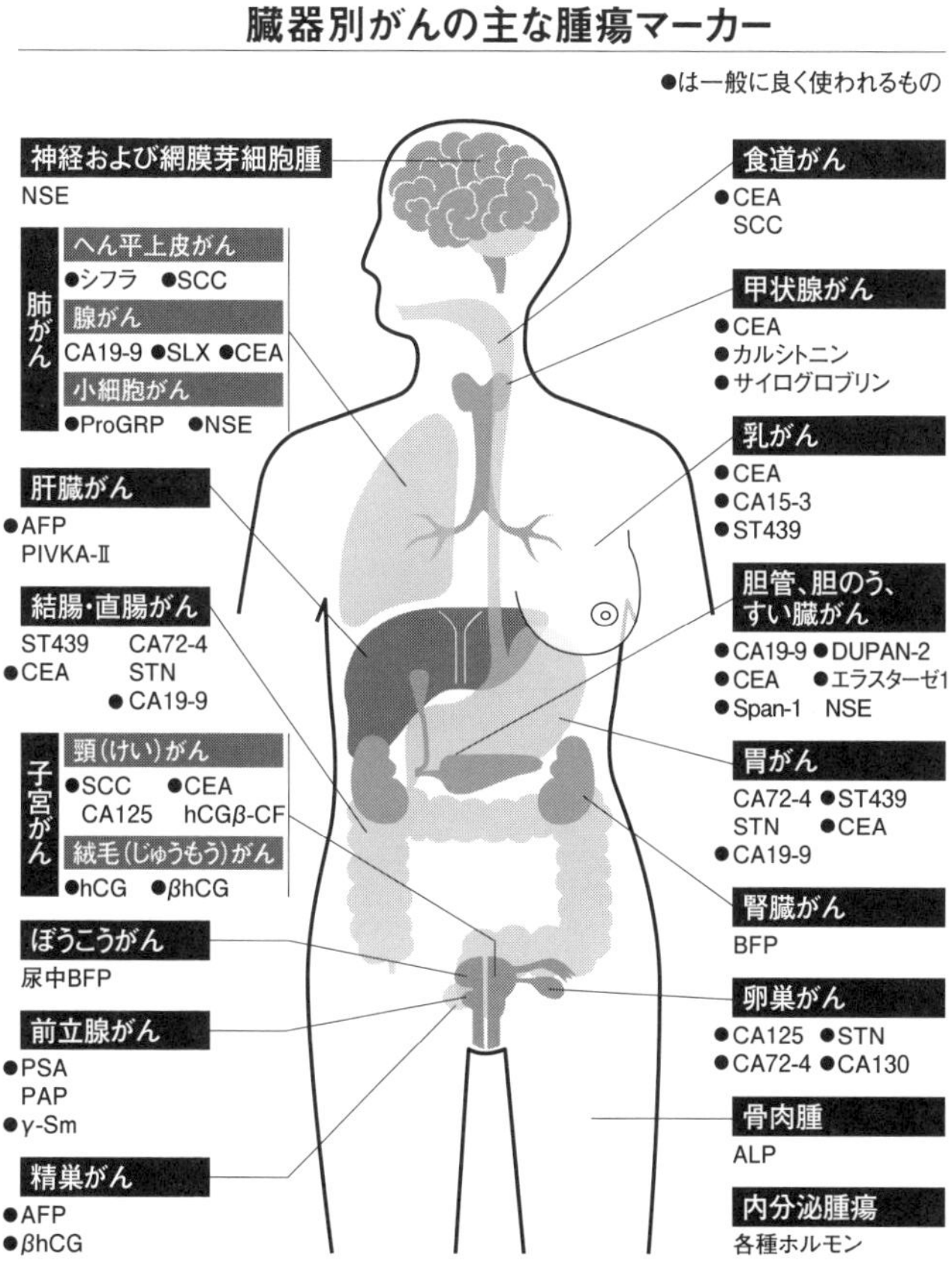

図1-1　血液の癌ではフェリチン値とチミジンキナーゼが高く出やすい。

s-TMを出さない腫瘍の場合にはどうするか！

MOJ Cancer Research & Review（2018：1（3）：102-108）の論文に詳述しましたが、腫瘍マーカーのCEAはビタミンA（5万単位）と温熱処理（遠赤外線のドーム内で、65℃15分間）で誘発されることが判明しています。これを腫瘍マーカー誘発法（TMR）と呼んでいますが、これを利用すれば、腫瘍マーカーを出さない癌でもCEAが1ナノグラム以上の変動幅があれば、身体に1g以上の癌の存在が推定されるのです。

●腫瘍マーカーのCEA産生性のMKN-45細胞を使ってヌードマウスで実施した考察

TMRには短時間の誘発（1-6時間）と、長時間（24時間-48時間）の2双性のCEAの産生をリボソームRNAを介して産生していることがわかります（図1-2）。

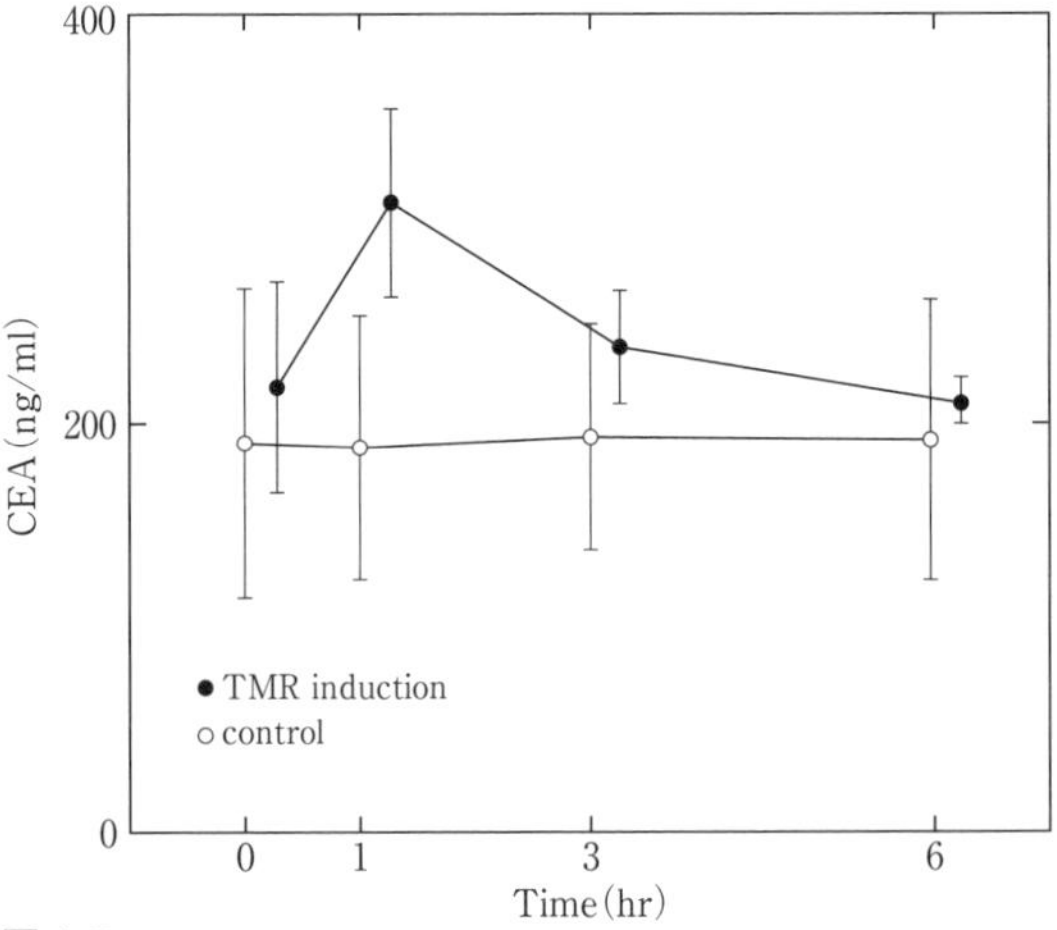

図1-2

長時間の経過で変動する増減です（図1-3）。

●ビタミンAを増量して、誘発するとどうなるか検討

以下（図1-4）は培養細胞での実験です。下図のごとく、細胞にも、培養液中にも、ＣＥＡの産生が増量していることが分かります。詳細は論文をご参照いただきたいが、腫瘍の大き

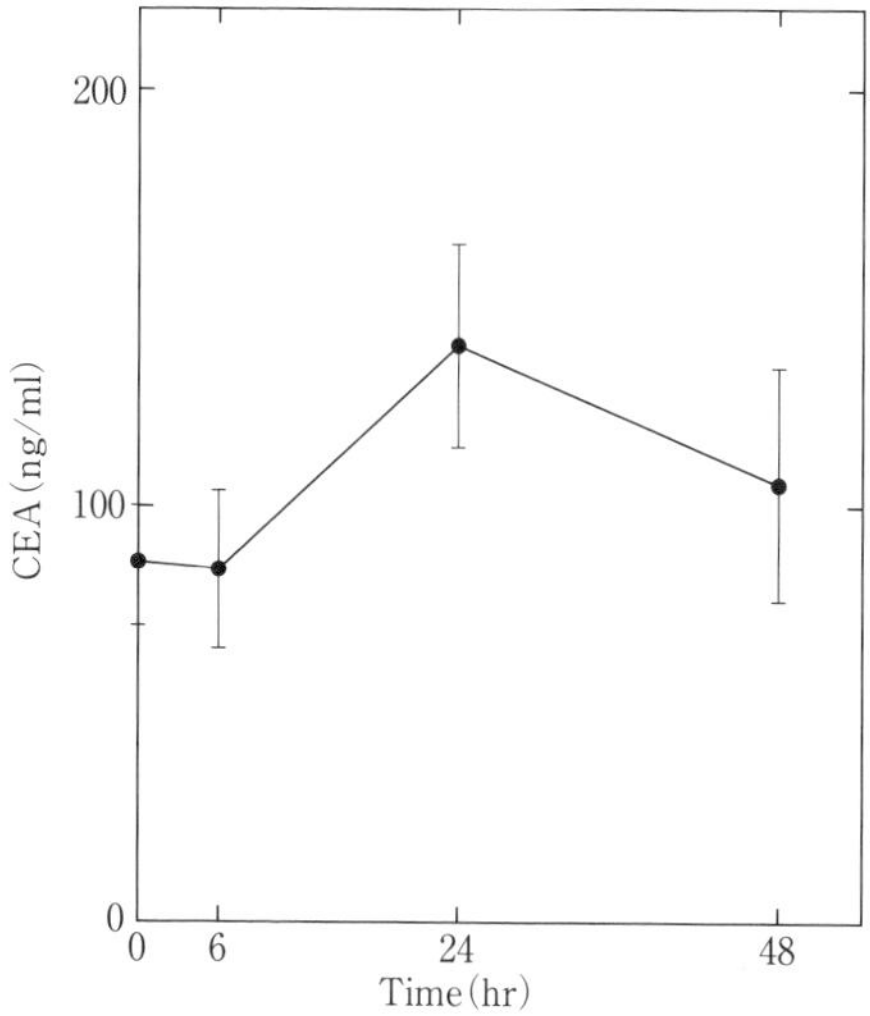

図 1-3

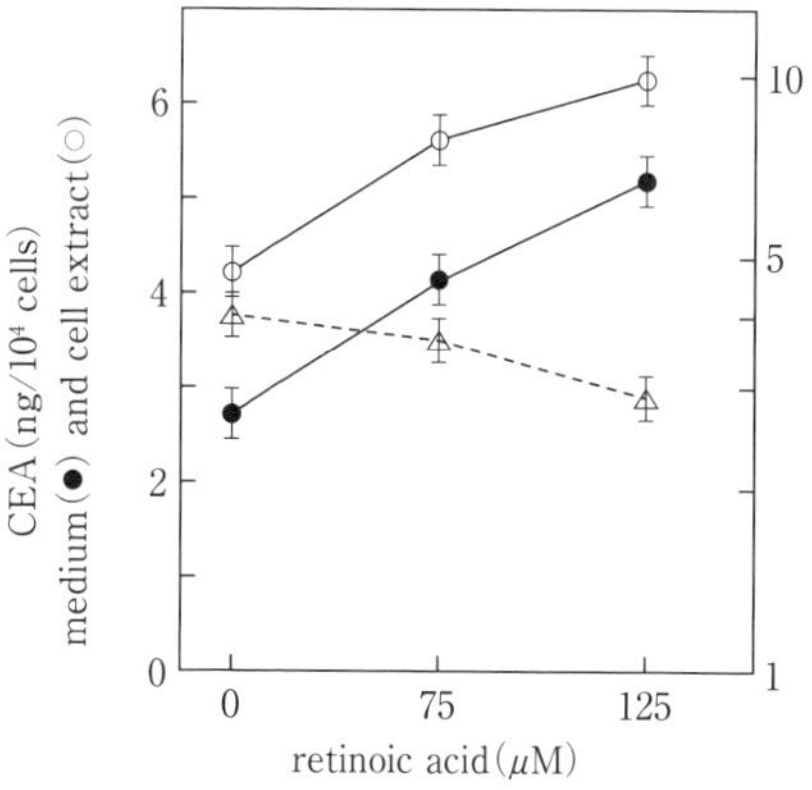

図 1-4

さに応じて、腫瘍マーカーの変動幅が得られます。

●卵巣がんの未分化癌に、このTMRを応用

次（表1－4）は、卵巣の未分化癌に、このTMRを応用したら、CEAの変動幅や、LDHの変動幅などから、G2期の癌が推定できた。その後、PET検査をしてみて、右腋窩のリンパ腺にウイルヒョウのリンパ節転移が判明した。その後、解毒療法を実施して、特殊漢方（SA）を服用して、1年後にPETの所見は消失して、今日まで、19年間、再発はない。その人のデータを紹介します。年齢は30歳の女性です。以上の如く腫瘍マーカー値を読む際には単純に基準値より高いか低いかだけでなくビタミンAと熱で誘発されることを考えて判定していく必要があります。

表 1-4　未分化卵巣癌の患者の治療経過（手術２回、制癌剤２回後、再発）
（治療法は漢方薬（SA）、解毒療法、食事療法）

Date	1999 Oct.	2000 July.	2001 Jan.	2002 Feb.	2005 Jan.	2015 July.	
RNase	202U	147	111	99	99		
Thymidine Kinase						7.7	
・Albumin :	64	67.4	65.1	65.2	62.9	61.1	%
・α 1-globulin :	3.5	2.9	3.0	2.9	2.9	2.6	%
・NK activity :	17.8	24		66			%
・TS risk assessment :	TS(Ⅴ)(G_2)	TS(Ⅴ)(G_1)	TS(Ⅴ)(G_1)	TS(Ⅳ)(G_0)	TS(Ⅳ)(G_0)	TS(Ⅲ)	
・PET scan :	(+)						

着実にNK活性も改善をしていますので、再発の可能性は認められません。

●ある内科雑誌の論文

左記は、Ｔ大学の教授が「検診と臨床の狭間で」というタイトルで、内科雑誌に論文を載せたものです。10年間近く、毎年検診をしていて、何ともありません、何ともありませんと言っていたのであるが、一度だけ、１９８８年に本人が検診を受けなかったから、１９８９年には胃癌の手遅れになり死亡をしたという報告です。しかし、１９８７年の７月には、ＣＥＡが５・４ng／mℓ、12月にはＣＥＡが７・２ng／mℓになっている（図1-5）のですから、ＣＥＡの変動幅から推定すると、７月でも、12月でも、胃癌の推定はできたのです。即ち、検査会社が報告をしてくる集団の測定値との比較をしているとこのような見逃しをしていくことになるのです。このような腫瘍マーカーの変動幅の応用で、詳細を読んでいくとか、

数字の読み方（PG、VS 内視鏡、胃透視？）

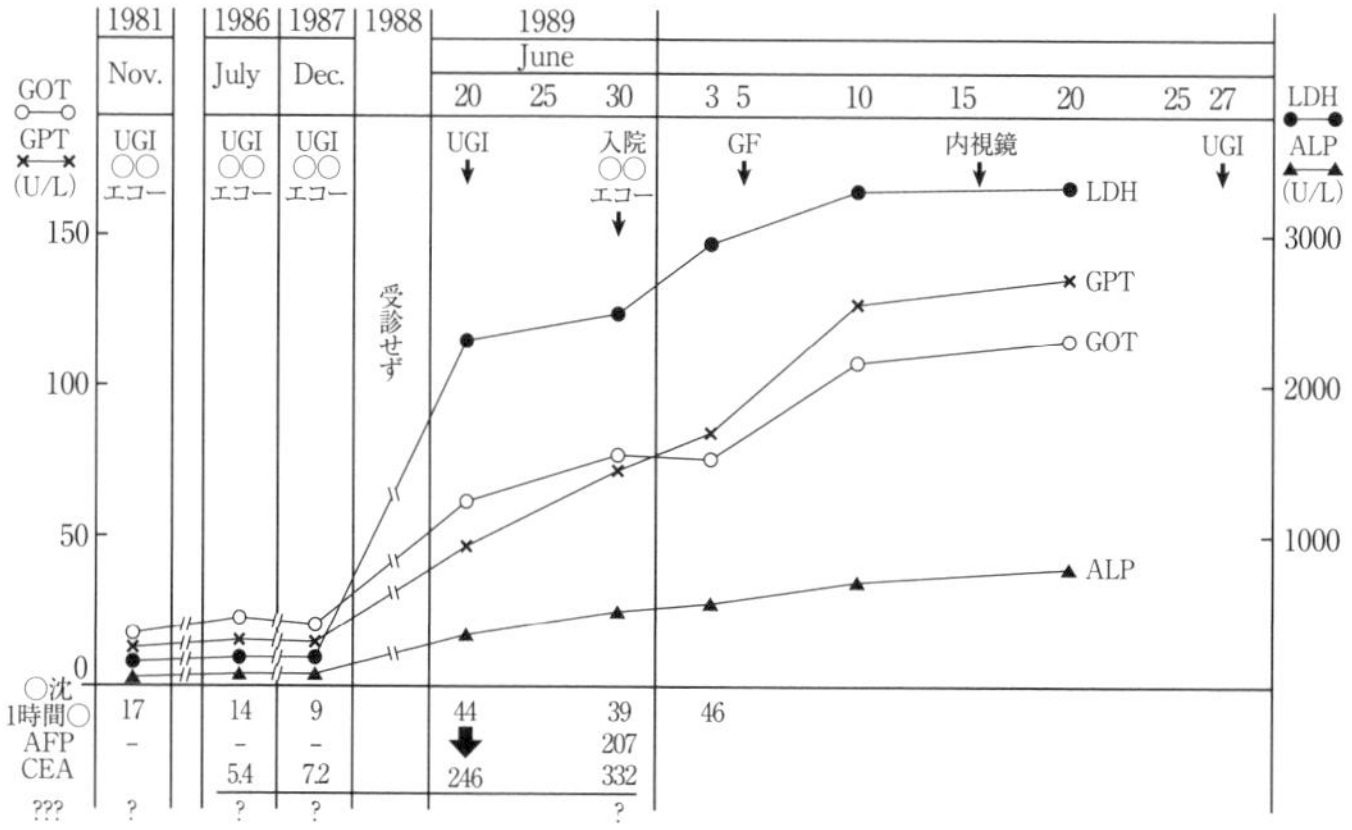

図 1-5

腫瘍マーカーの分類

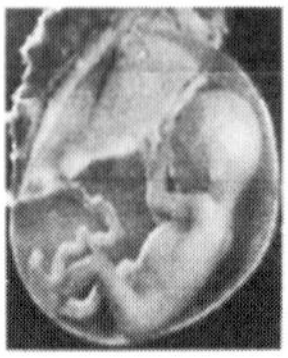 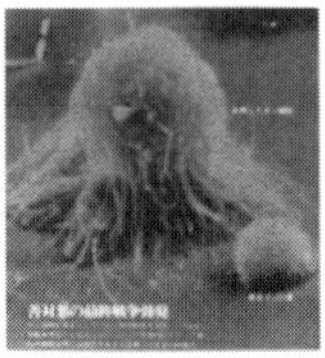 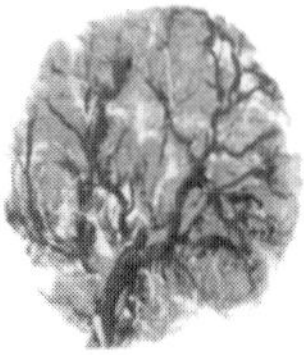 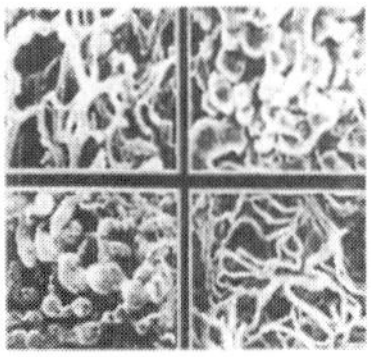

新生物の概念に従って、腫瘍マーカーを次の３つに分類できます。
胎児に相当する癌から出る oncofetal antigen(specific tumor marker), onco-placental antigen(associated tumor marker), Growth related tumor marker (g-TM) が存在します。

3種類の腫瘍マーカーの組み合わせ（TMCA）
so as to get high sensitivity and specificity

1）特異的腫瘍マーカー（s-TM）←onco-fetal antigen
eg. CEA TPA, SLX, CA15-3, PSA, Span-1, FT/Fe, etc.
（undifferentiated tumor don't release s-TM）

2）関連腫瘍マーカー（a-TM）←onco-placental antigen
eg. hyaluronic acid, ferritin（FT）, HCG, BMG, IAP, sialic acid

3）増殖腫瘍マーカー（g-TM）←cancer vessels
ALP isoenzyme parameters, RNase, thymidine kinase

※This TMCA combination assay is (100time) more sensitive than diagnostic imaging .

アイソザイムの解析をするとかいう方法を生化学的バイオプシーといいます。病理学的バイオプシーは古いのです。

■関連腫瘍マーカー（a-TM）の使用方法

これは癌の間質から誘発される物質で、胎児で言えば胎盤に相当する臓器から分泌される物質です。ＡＬＰのアイソザイムで言えば、ＡＬＰ４の分画に相当します。世間では癌細胞が無制限に増殖するというようなfakeを言ってきましたが、三重大学の矢谷教授たちは、細胞培養の実験系で、癌細胞だけでは癌細胞は増殖せず、間質の細胞と共存培養をすると癌細胞も増殖するという実験を報告しておられます。

また後で述べる癌血管に関してはボストン大学のFolkman教授が膨大なデータを発表しておられて、癌血管がなければ、癌腫は４㎜以上から大きくは育たないという証明をしておられます。

●フェリチン（ＦＴ）に関して

まず、フェリチン（ＦＴ）は血清のフェリチンと、ミトコンドリアのフェリチンがあります。

血清の測定では区別がつきません。その量は鉄代謝で、特に、呼吸に関係しているので、ミトコンドリアの機能と関係しているようです。ＦＴは免疫応答と低酸素のストレス（これが一番、癌化に関係している）に対応して増加することが知られています。それ以外には血清フェリチンの異常値は甲状腺の機能低下症や、ビタミンＣの欠乏症で生じることが知られています。フェリチンは鉄結合性の蛋白であり、鉄の不足と鉄の過剰を抑える役割を持っています。フェリチンは24個の蛋白からなる球状蛋白質複合体であり、鉄を内部に取り込むツボ状の形状をしてい

フェリチン

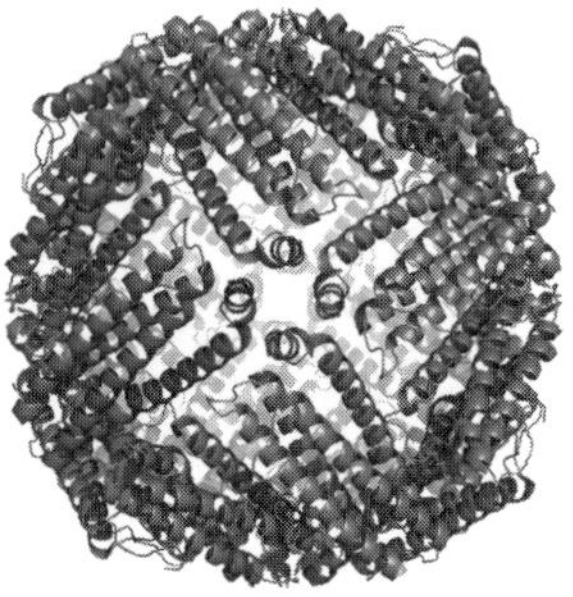

マウスのフェリチン複合体の構造 1lb3
(http://www.pdbe.org/1lb3)

ミトコンドリアフェリチン

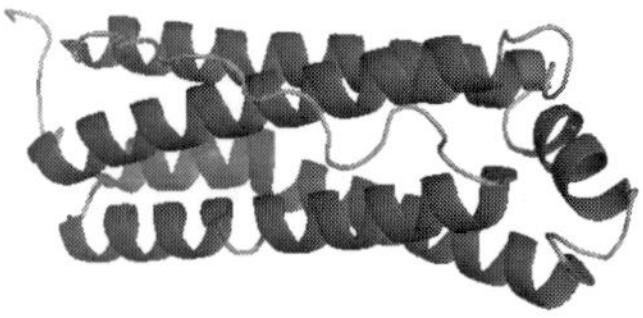

ミトコンドリアフェリチンの結晶構造
識別子

略号　FTMT
Entrez　94033(https://www.ncbi.nlm.nih.gov/gene?cmd=retrieve&dopt=default&Jist_uids=94033&rm=1)
HUGO　17345 (http://www.genenames.org/data/hgnc_data.php?hgnc_id=17345)
OMIM　608847(https://www.omim.org/608847)

図 1-6

ます。フェリチンは細胞内の鉄の貯蔵庫であり、鉄を非毒化して、水溶性にする鉄代謝をコントロールする蛋白ですが、鉄を結合していないフェリチンをアポフェリチンと呼びます（図1-6）。

フェリチンは24個のサブユニットから構成された450KDaの球状の蛋白であります。フェリチンの内部は中空となっていて、この空間に鉄分子が入ります。フェリチンの全体構造はこの空間を覆う為の殻のようです。フェリチン複合体は1個あたり、4500個の第3鉄イオン（Fe^{3+}）を貯蔵が可能です。

脊椎動物のフェリチンはL鎖とH鎖のサブユニットからなるヘテロオリゴマーです。人の場合にはL鎖とH鎖の割合が異なる臓器特異的なイソフェリチンが20種類以上知られています。

ミトコンドリアフェリチンはミトコンドリアに存在する蛋白の前駆体です。ミトコンドリアフェリチンはリボソームで合成された後で、ミトコンドリアに取り込まれて、ミトコンドリア内でプロセッシングを受けて、ミトコンドリアフェリチンになります。このミトコンドリアフェリチンは鉄や遷移金属といった金属イオンとの結合活性やヘロキシダーゼ活性、酸化還元酵素活性を有します。生理学的には鉄の細胞内濃度のホメオスタシスに関与します。

●シアル酸（ＳＡ）

シアル酸（ＳＡ）はNeuAc（N-アセチルノイラミン酸：Neu5Ac）が最も多く、次いで、NeuGc（N-グルコリルノイラミン酸：Neu5Gc）が占めています。

シアル酸は糖脂質や糖蛋白に結合して、糖鎖を形成するシアル酸はＣＯＯＨ基を持つ為に、細胞接着や分化、神経線維の発達に関係しています。シアル酸を含む糖鎖により、血管内皮細胞と赤血球やリンパ球は陰性荷電により癒着が防止されます。血清シアル酸値は有熱期間が長いと高値を示します。血清ＣＲＰは発熱早期から高値を示すので、この点がＣＲＰ値からシアル酸値に関係する癌の関与度を区別して考える必要があります。

●血清ヒアルロン酸

Ｎ-アセチルグルコサミンとＤ-グルクロン酸が鎖状に結合した高分子量の酸性ムコ多糖体ですが、線維芽細胞や肝で生産されています。ヒアルロン酸は生体内ではプロテオグリカンとして、また細胞間ではマトリックスとして、細胞の線維に不可欠な物質です。一番多くは肝硬変の際に血中濃度が上昇しますが、次に多いのが関節リウマチです。次に多いのですが癌が浸潤する場合という順序で出現しますので、前者二つを除外診断すれば、癌の浸潤などの検査として使えます。

●BMG（β2ミクログロブリン）

腎障害の時に多量のBMGが出ますが、リンパ系の癌とか、尿路系の癌で出やすいです。だからBUNやクレアチニンを絶えず測定して、癌関係かどうか区別が必要です。

●CA125

CA125に関しては腹膜転移のある場合にもかなり高値が出現することがあります。胃癌などの臓器の腫瘍マーカーとして出る場合が第1ですが、腹膜転移を区別すべきです。

●HCG

HCGは本来、胎盤から出るホルモンですが、奇形腫、絨毛癌、膵頭細胞腫瘍などから出ることが知られています。こういう知られた癌だけでなく、広く、多くの癌で見つかりますが、これは多分、新生物は胎児と同じ過程で作られるので、新生物の間質は胎児の胎盤に相当するので、HCGが出るのでしょう。胎盤から分泌される性腺刺激ホルモン（HCG）で、分子量約38000の糖タンパクです。α、βのサブユニットからなり、βサブユニットはHCG特異性が示されます。

意義としては妊娠の早期確認、流産、子宮外妊娠及び、絨毛性疾患の診断、治療効果および寛解の判定などの指標及び、異所性HCG産生腫瘍のマーカーなどに有用です。

HCG-βは悪性腫瘍（乳癌、肝がん、卵巣がん、小腸癌、大腸癌、精巣癌、胃癌、直腸がん、膵癌、肺癌、胆道癌）肝硬変、消化性潰瘍、潰瘍性大腸炎、妊娠、良性腫瘍などで認められています。

■増殖腫瘍マーカー（g-TM）の使用方法

私は多くの進行がんの患者さんを扱っていましたが、ある時、知り合いの友人から胃癌

表 1-5 血清アルカリホスファターゼの各種アイソザイムの性質

	肝癌性	肝性（高分子）	肝性	骨性	胎盤性（ALP）	小腸性
泳動域	$\alpha_1\sim\alpha_2$	(α_1)	α_2	$\alpha_2\beta$	$\alpha_2\beta$	β
耐熱性（失活率%）						
56℃ 5分	5	30	60	80	0	70
65℃ 10分	90	100	100	100	0	100
阻審剤（阻害度%）						
フェニルアラニン	80	10	10	10	70	80
ロイシン	10	0	0	0	5	10
ホモアルギニン	18	60	60	60	15	20
ノイラミニダーゼ感性	＋	＋	＋	＋	＋	－
km（mmo1/ℓ）	1.7	1.7	1.7	2	2	1.7
免疫交叉反応						
抗肝性 ALP	－	3+	3+	3+	－	－
抗胎盤性ALP	＋	－	－	－	3+	＋
抗小腸性ALP	3+	－	－	－	＋	3+

（注）1 上記のアイソザイムのほかに免疫グロブリン結合性（$\beta\sim\gamma$）と高分子小腸性（$\alpha_2\beta$、脂質複合体）がある。
2 肝性（高分子）の移動度は支持体により異なる。アミノ酸阻害の濃度はフェニルアラニンとホモアルギニンは2mM、ロイシンは0.4mM、KmはM g^{2+}添加のKind-King法による。
3 腫瘍産生ALPのNagao型はフェニルアラニン阻害90%、ロイシン阻害50%。

の手術はしたが、十分に手術ができなかったので、半年以内に死亡する可能性がありますから、助けてほしいと要請されました。その中で、ＡＬＰアイソザイムに注目しました。ＡＬＰアイソザイムの研究はＡＬＰの総活性が高い時のみの研究が世界中でされていましたが、ＡＬＰの総活性が正常値の中で研究されたことは全くなかったので、本格的な解明のために、基礎的な検討から行ったので、紙面の許す限り、紹介していきます。

表1-5にはＡＬＰの総活性が異常値の時に、解析されたＡＬＰ１（肝がん性）、ＡＬＰ２

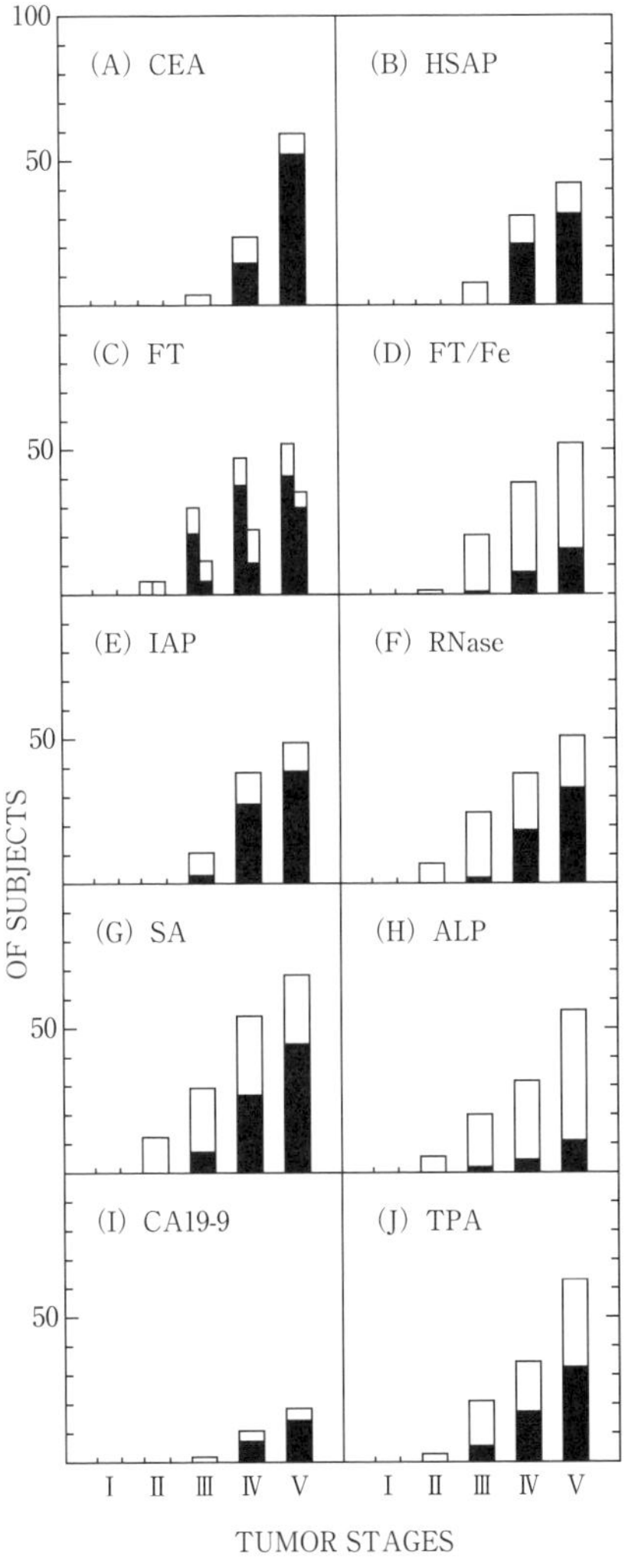

図 1-7

（肝性）、ＡＬＰ３（骨性）、ＡＬＰ４（胎盤性）、ＡＬＰ５（小腸性）という分類がされています。

図1-7は種々の腫瘍マーカーと同様に、耐熱性のＡＬＰ（ＨＳＡＰ：65℃、７分）がtumor stageの進捗（後述）に応じて、増加していることが、示されています。

図1-8は食道癌の患者の進行経過のＡＬＰアイソザイムの変化（ＡＬＰの総活性は正常値範囲内）です。最上段は経過月数、最下段は従来の腫瘍マーカー（ＣＥＡ）との相関を見たものです。ＡＬＰ１、ＡＬＰ２／３（面積比）ともに、ＣＥＡと正の相関をして、上昇をしています。

更に、ＡＬＰ２／３の面積比が多くの癌で、臓器特異的性がなく、癌の改善と悪化が相関しているマーカーがあるかどうか調べました（表

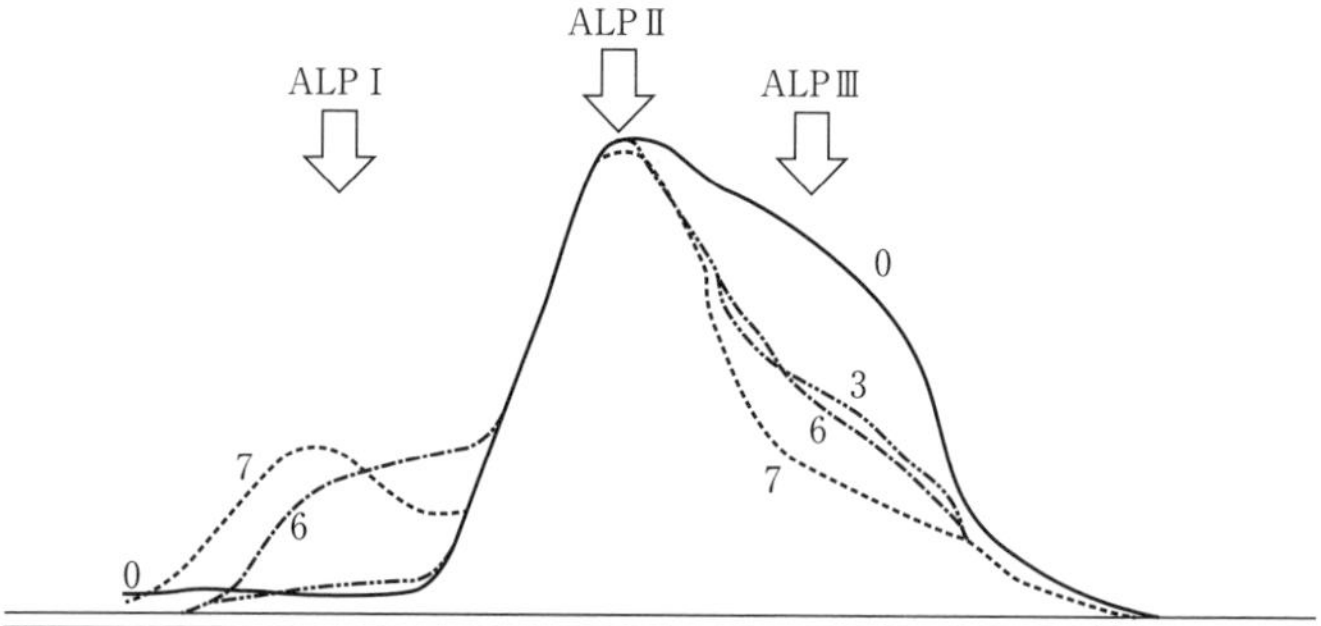

POINTS ＼ MONTHS	0	3	6	7
ALP Ⅰ（%）	1	2	17	20
ALP Ⅱ / Ⅲ	1.3	3.3	3.6	5.2
AP-A	0.161	0.222	0.276	0.381
CEA（NG/ML）	2	2.5	7.7	14.2

図 1-8

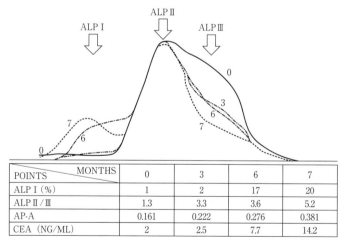

表1-6

Condition	increase (getting worse) α1：from less to more 3.3% level or α2：from less to more, 10% level	decrease (getting better) α1：from above to below 3.3% level or α2：from above to below, 10% level
ALP	42／86[a](49)[b]	31／77(40)
ALP2／3	78／86(91)	66／77(86)
APA	54／84(64)	57／75(76)
RNase	60／64(94)	53／60(88)

a : positive　b : positive percentage

ALP2/3, and RNase are good growth related tumor marker (g-TM) I have found that these marker become good g-TM.

1-6）。

これで、ALP2／3の面積比とRNaseの2つが最もよく相関していることが判明しました。

●ALPアイソザイムをどのように読むか！

後述するように、ALP4がある場合とない場合で状況が違うので、ALP4がある場合と、ない場合とで読み方を変えるべきだということが分かりました。

次の図1-9で（a）はALP4のない場合には角度（θ1）、ALP4のある場合の角度（θ2）とすれば、ALPアイソザイム角度（AP-A）の測定法は次のようになります。

ALPアイソザイム角度(AP-A)は(a)で、AP-A=α／θ1、（b）の場合のAP-Aは、

ＡＰ－Ａ＝β／θ2となります。

この場合の耐熱性ＡＬＰは53℃（5分）とします。ＡＬＰ4は妊娠期を除けば、殆どが癌性のＡＬＰ4です。通常の検査ではＡＬＰ4があるかないかを知る為に、熱処理をしないＡＬＰアイソザイムと、53℃（5分）で熱処理をしたＡＬＰアイソザイムを並べて比較検査をします。

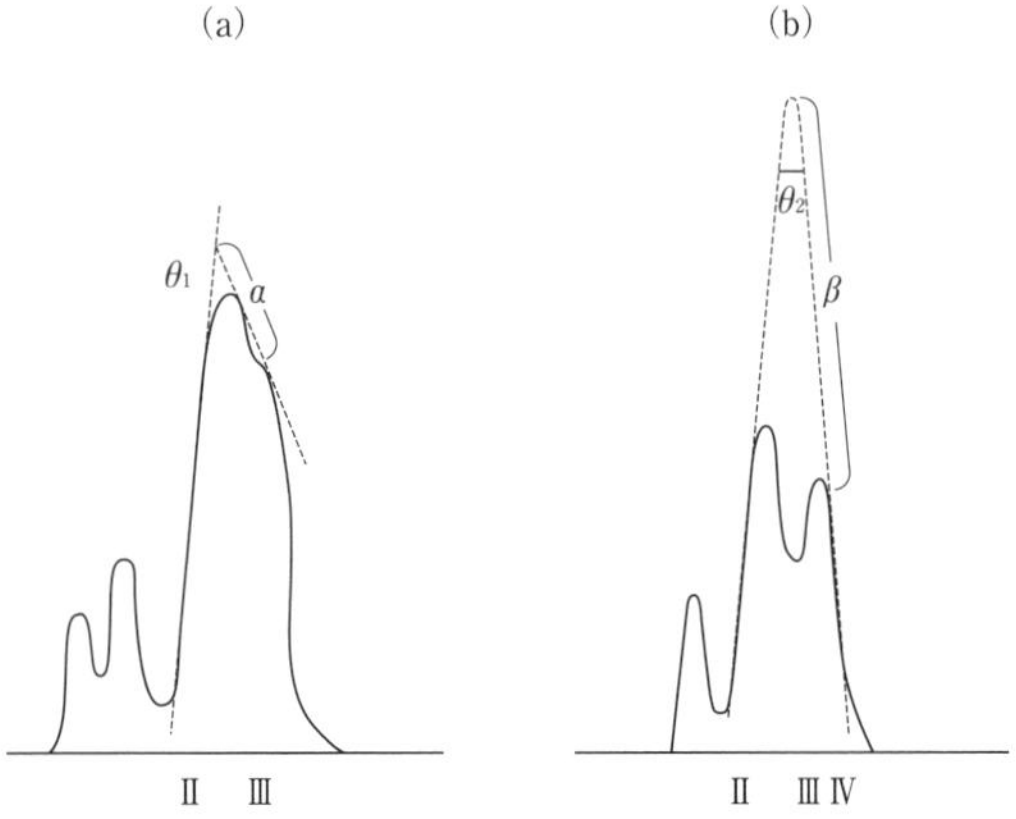

図 1-9

●ＡＬＰⅡの再構成実験から

次に、ＡＬＰⅡが主体の癌患者の血清とＡＬＰⅢが主体の2歳児の血清とＡＬＰⅣが主体の出産直後の妊婦血清を組み合わせて、再構成実験をしてみました（図1-10）。

ＡＬＰⅢの2歳児の血清は殆どが、ＡＬＰⅢだけです。また、妊婦の場合には殆どがＡＬＰⅣです。
（a）ではＡＬＰでも、熱耐性のＡＬＰが多いために、56℃で熱処理をしても、殆ど減少していませんが、（b）の2歳児の血清は熱に弱いＡＬＰⅢが殆どの為に、熱処理を１分、５分の処理でも著明に、ＡＬＰ活性が低下しています。

（ｃ）は耐熱性のＡＬＰⅣですから、全く、温熱処理で酵素活性の減少は認められません。

（ｄ）では、ＡＬＰⅡに、ＡＬＰⅢを少しずつ添加していくと、ＡＬＰⅡとＡＬＰⅢの山がなだらかになることが分かります。

（ｅ）の再構成実験はＡＬＰⅡが30％、ＡＬＰ

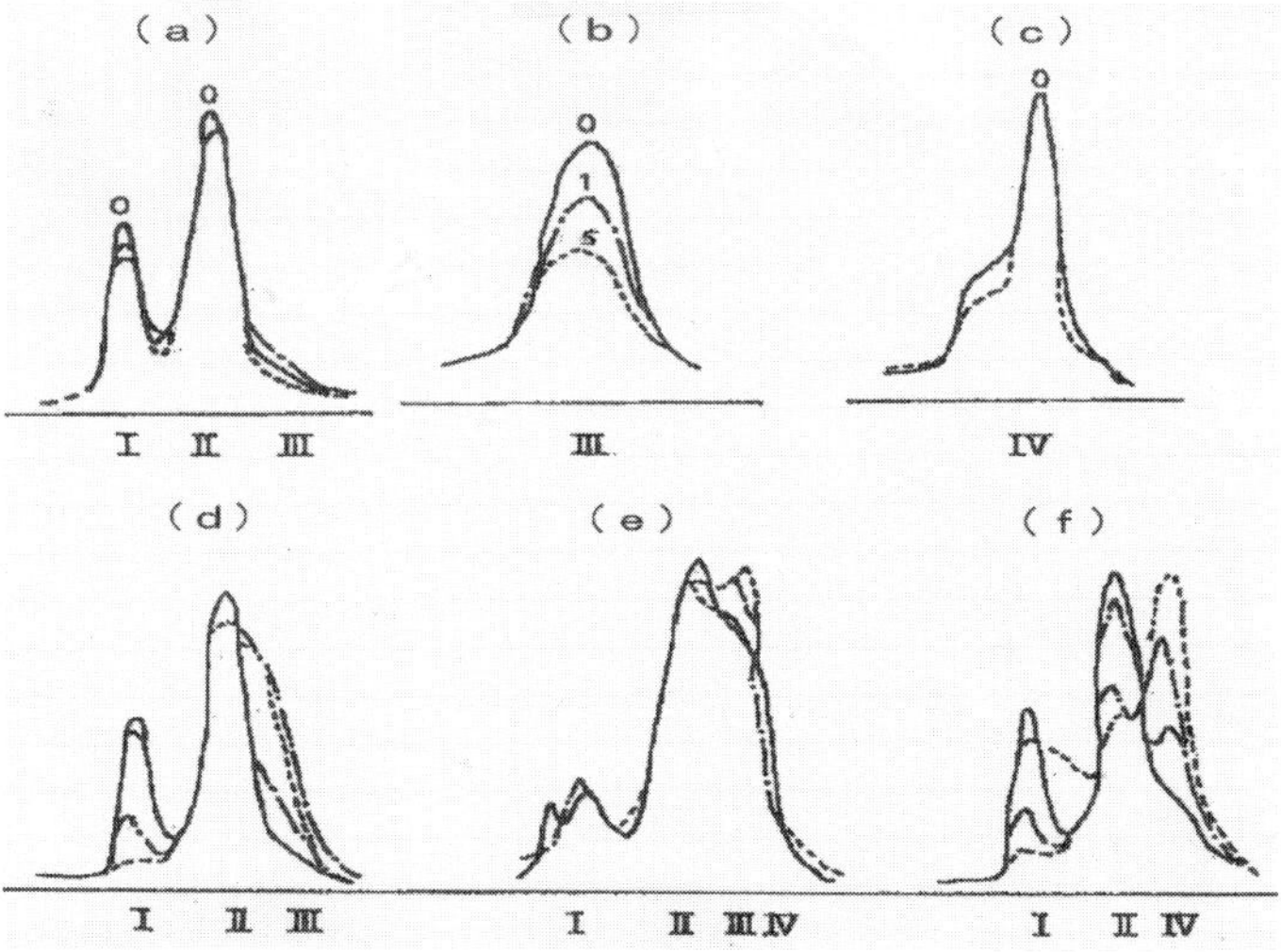

図 1-10　各血清の熱処理による効果（図中の数字は 56℃で熱処理した時間（分）である。）
(a) ALP Ⅱが主体の癌患者血清
(b) ALP Ⅲが主体の２才児血清
(c) ALP Ⅳが主体の出産直後の妊婦の血清再構成実験
(d) 再構成実験１：ALP ⅡとALP Ⅲの組み合せ
(e) 再構成実験２：ALP Ⅱ 30%，ALP Ⅲ 70%の混合血清にALP Ⅳを少しずつ添加した。
(f) 再構成実験３：ALP ⅡとALP Ⅳの組み合せ

Ⅲが70％の混合血清にＡＬＰⅣを少しずつ添加すると2双性の山を示すようになります。

（ｆ）ではＡＬＰⅡとＡＬＰⅣの組み合わせでは2極性の山を示すようになります。

これらのことを基礎にして、ＡＬＰアイソザイムの変化を読んでいきます。

●直腸がんの手術前後で、ＡＬＰアイソザイムが変化するか調べた

手術前にはＡＬＰⅣが認められるが、手術後にはＡＬＰⅣの存在が認められなくなります。

図1-11で、-15は手術の15日前という意味です。-9は手術の9日前です。

48は手術後、48日目です。

99は手術後、99日目です。

手術前には存在が推定されたＡＬＰⅣの存在が手術後には殆ど消失していることが見て取れます。

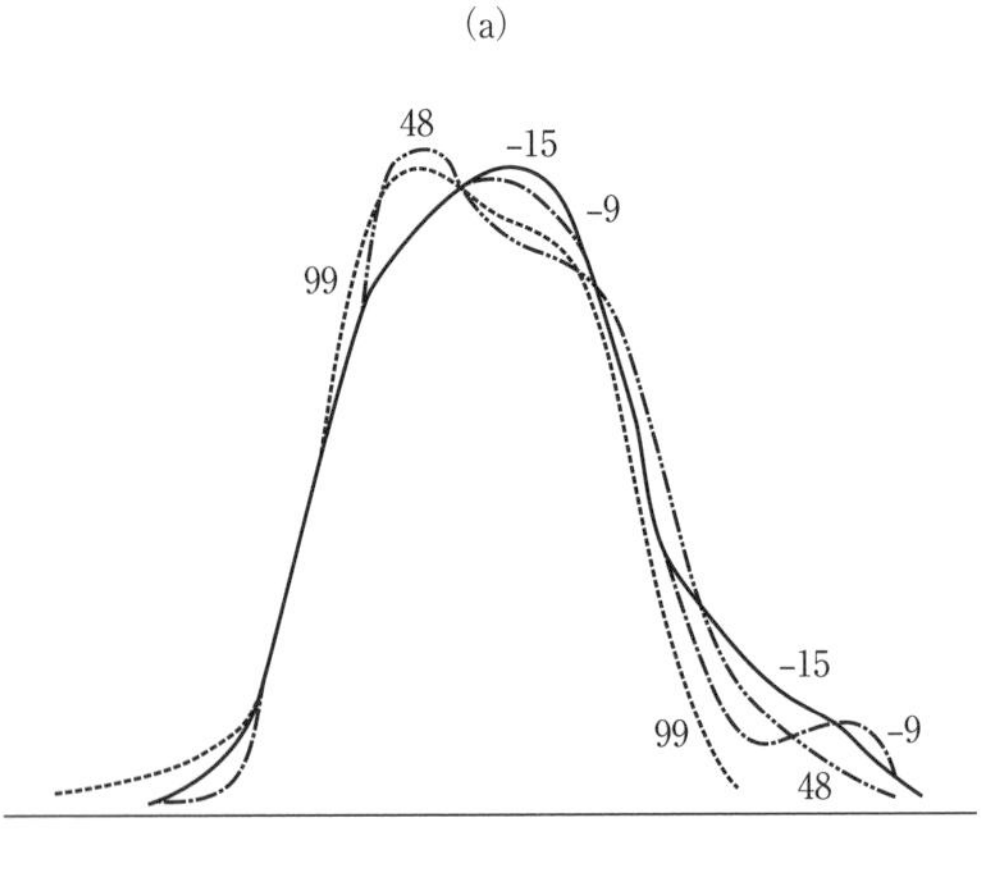

図 1-11

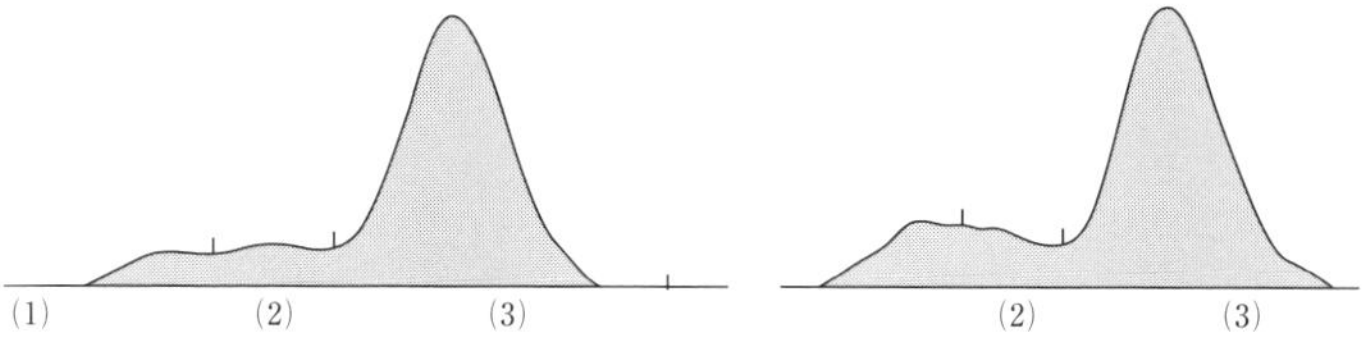

図 1-12

●右横隔膜神経麻痺の症例研究

図1-12は前縦隔腫瘍の心嚢内播種（ステージ4）で、右横隔膜神経麻痺の症例です。

シアル酸（78㎎）、ALP（230）、LDH（184）、Fe（58μg）。

左図は熱処理をする前のALPアイソザイム、右図は56℃（10分）の熱処理をした後で分画をしたALPアイソザイムです。

検査会社の表示ではALP3となっていますが、もちろんこれは耐熱性のALP4の間違いです。熱処理で一部、ALP2側に移動していますが、殆どがALP4の癌性のものと考えられます。

●乳がん患者の再手術前後のALPアイソザイムの変化（図1-13）

再手術前にはALPⅣの存在が示されているが、手術後にはALPⅣの存在は認められなくなっています。しかし術後に、ALPⅡ／ALPⅢの比が拡大してきているので、要注意です。

●乳がんの手術前後でＡＬＰアイソザイムの変化を見るとＡＬＰⅡ／Ⅲの面積比が急拡大している（図１－14）。

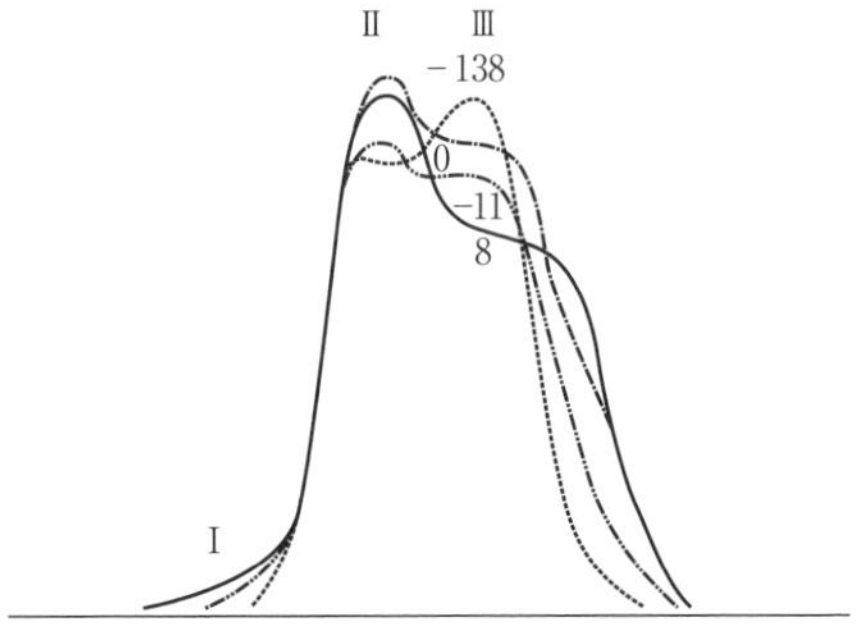

POINTS ＼ DAYS	－138	－11	0(OPE)	8(POST)
ALP Ⅰ (%)	0	0	0	1
ALP Ⅱ/Ⅲ	0.59	1.2	1.3	1.5
AP-A	0.114	0.159	0.121	0.100
△ CEA	0.3	0	0.7	0
△ FERRITIN	0	2	1.3	2

図 1-13

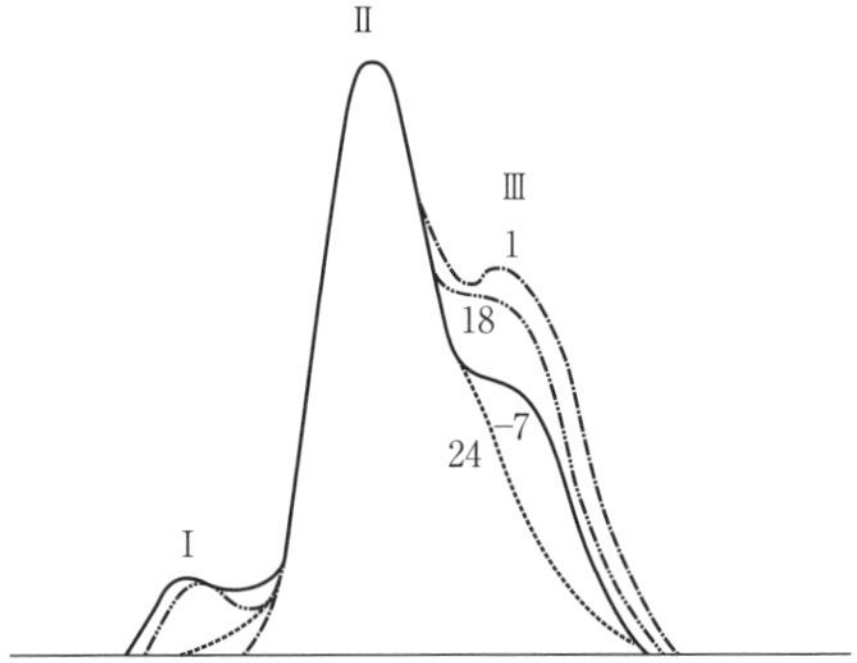

POINTS ＼ DAYS	−7(PRE)	1	18	24
ALP Ⅰ (%)	8	0	5	0
ALP Ⅱ/Ⅲ	1.9	1.4	1.9	4.7
AP-A	0.207	0.150	0.164	0.294
△ α-FT	5.0	3.0	0	0
△ CEA	0.3	0.6	0.1	0

図 1-14

●肺癌の術後の再発しそうな患者さんのデータですが、手術後に素早く対応をしたために、再発が抑えられた症例（図１－15）。

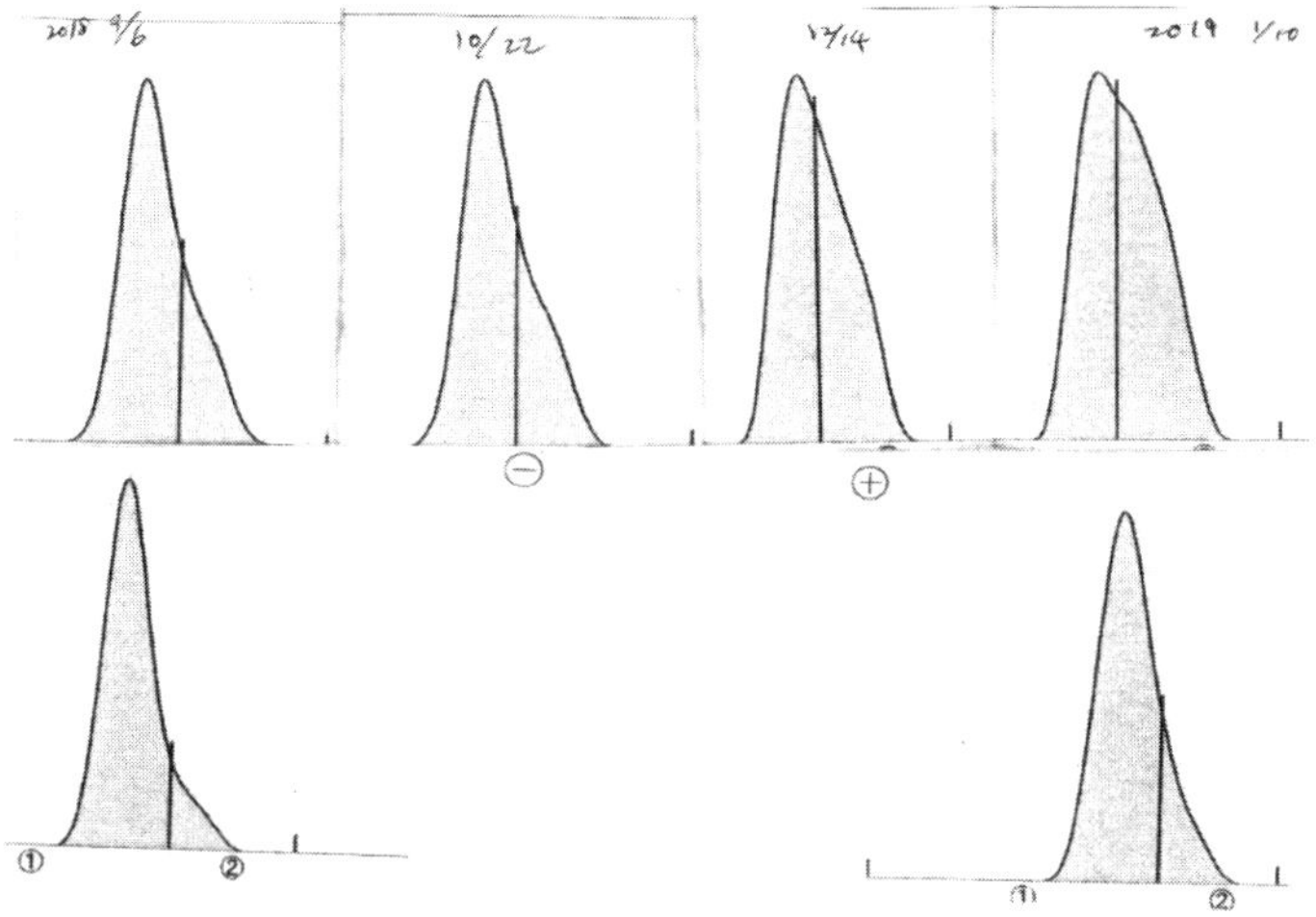

Alb：	53%	50	62.3%	61%
α1-g：	4.8%	6.7	2.6%	2.6%
A/G：	1.1	1	1.42	1.56
TK：	11.6	16.4	4.6	
FT/Fe：	3	8.7	1.2	1.2
CEA：	5.4	8.6	4.2	5.1
Vit A：	147		255	261

（これは症例6の資料です）

図 1-15

●Ribonuclease（RNase）とがんの増殖

Ribonuclease（RNase）はangiogeninと分子ホモロジーが30％程度同じですから、がんの増殖とは関係が深いです。(Cancer Research, 34, 2109-2113, 1972)

Folkman博士の論文が多いです。世界的には、RNaseとangiogeninの分子ホモロジーが共通していることを利用して、治療に応用しているグループがありますが、癌の勢いを測定する腫瘍マーカーとしても使えます。測定法はReddi.KKの方法で測定します。(ProNAS, USA, 1976, 73, 2308-2310)

表1-7では未分化卵巣がん患者の治療過程で、癌の治療経過が改善するとともに、正の相関性をもって変化していることが明瞭です。

但し、腎障害のある場合には、高値を示しますので、クレアチニンとBUNを測定して、除外診断が必要です。

表 1-7

Date	1999 Oct.	2000 July.	2001 Jan.	2002 Feb.	2005 Jan.	2015 July.	
RNase	202U	147	111	99	99		
Thymidine Kinase						7.7	
・Albumin :	64	67.4	65.1	65.2	62.9	61.1	%
・α 1-globulin :	3.5	2.9	3.0	2.9	2.9	2.6	%
・NK activity :	17.8	24		66			%
・TS risk assess :	TS(V)(G_2)	TS(V)(G_1)	TS(V)(G_1)	TS(Ⅳ)(G_0)	TS(Ⅳ)(G_0)	TS(Ⅲ)	

■蛋白分画（セア膜法が良い）に関して

蛋白分画は血液検査では、病気の山を見るような検査です。にも拘わらず、検査会社の蛋白分画の報告書には癌に関する記述が全く書いてないのです。

●biochemical biopsy

今までは、バイオプシーは病理学的バイオプシーに限られていましたが、血清蛋白を解析した方が、癌の全体像が読みやすいです。蛋白分画の中で、アルブミン分画は炎症や癌で減少しますので、CRPと必ず一緒に測定して、炎症部分を鑑別診断をする必要があります。

α1グロブリン分画は免疫の高低も影響をしますので、その両面から、アルブミンと、α1グロブリン分画を読む必要があります。

●アルブミン

一般論として、アルブミンは65～72％が正常としていますが、癌にかかれば徐々に低下していきます（図1-16）。

●α1グロブリン分画

α1グロブリン分画には、A1-anti-trypsinとA1-acid-glycoproteinとA1-lipoproteinが貯まる分画です。これは免疫阻害物質ですから、免疫との関係で、増減が確認されます。

この分画は炎症でも上がりますので、CRPを測定して、鑑別診断をするべきです。正常値は通常、2・7％以下ですが、癌を形態学的に把握できるようになるには、3％以上になってからです。

●γ-グロブリン分画

γ-グロブリン分画にはIgA, IgM, IgGが貯まるところです。

この分画が増加するのは、免疫物質はそれなりに、増加して対応をしようとしていますが、癌の場合にはdefective immunosurveillanceが働いて、免疫が働かないようになっている可能性があります。

useful risk assessment of clinical stage cancer（G1-G4）

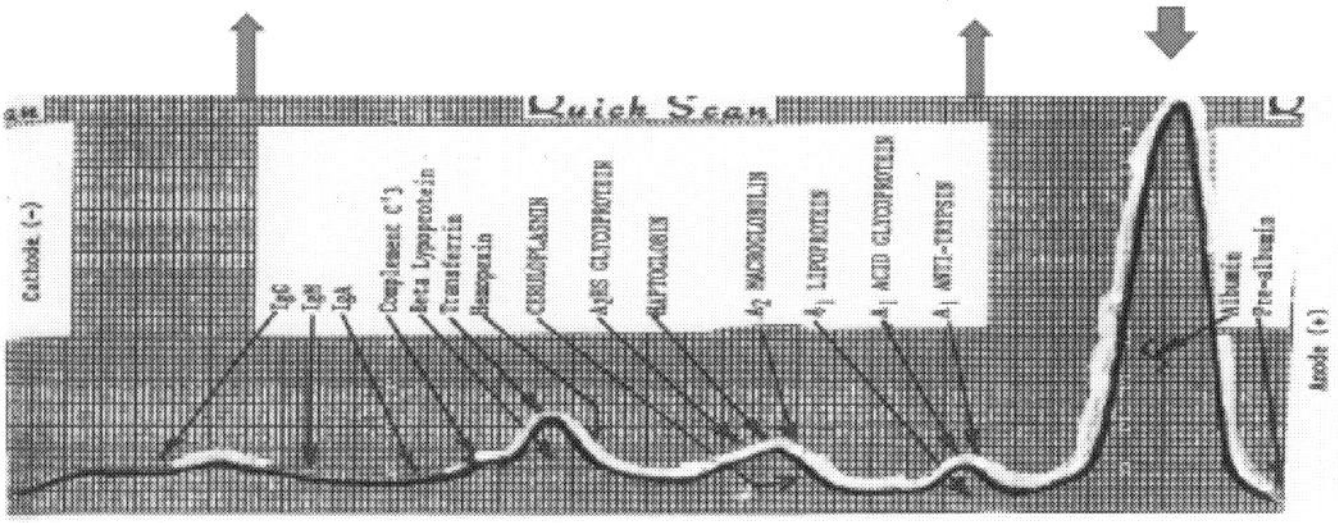

A Typical serum protein electrophoretic densimetric tracing from cellulose acetate membrane.

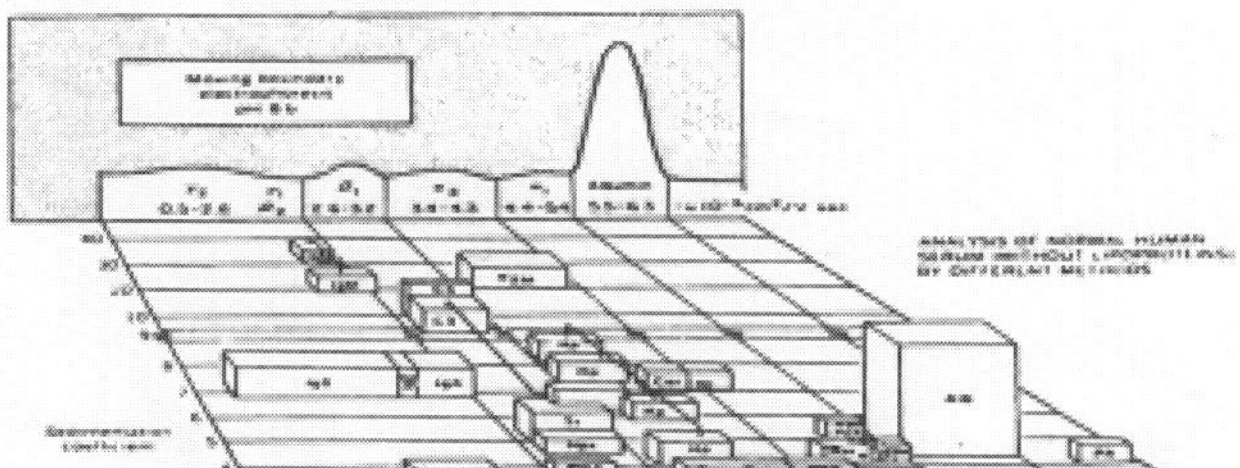

図 1-16

第２章――TMCA検診の応用

■各腫瘍マーカーのTS分類によるがんの危険度分類

各ステージの癌罹患率（表２-１）

TS５は５～７年で、30％の罹患率、

TS４は３％の罹患率

TS３は０.７％の罹患率

TS２は０.４％の罹患率

TS１は０.０％の罹患率

As to the each TS, suffering from cancer susceptible(%) within 5 years are as follows(2126)

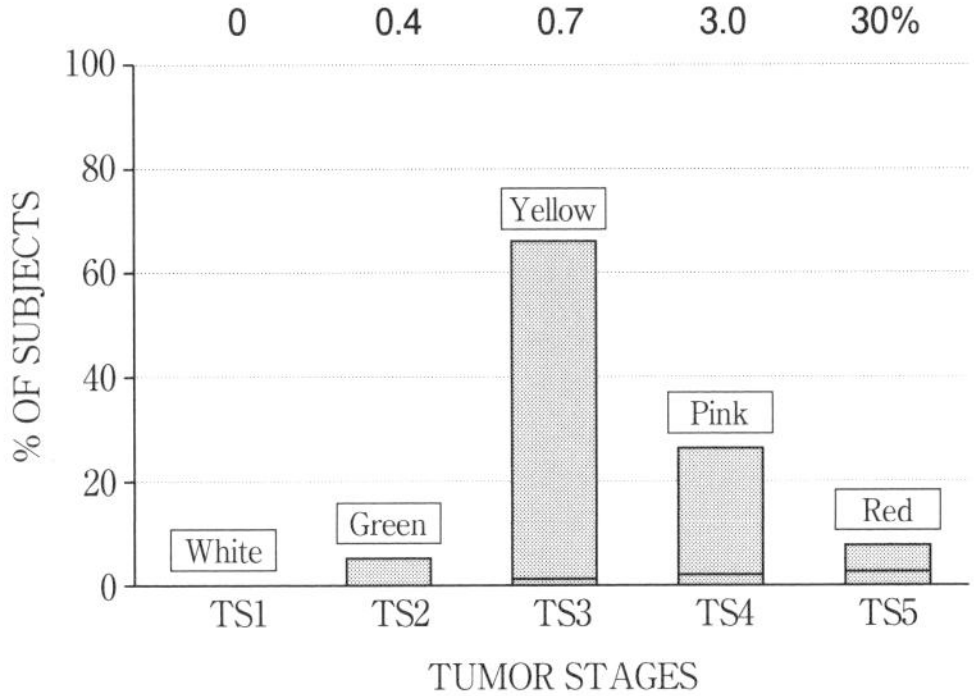

表 2-1

■癌の予知予防の実例

ＴＭＣＡ検診者の５００人の中で、危険度の高いＴＳ４とＴＳ５の人を１５８人を選出して、それを64人の対照群と94人の介入群（一次予防）にわけて、予知予防を実施した３年間の調査結果です。対照群では46・９％は悪化していますが、介入群で、悪化したのはわずか１％です（表２－２）。

TMCAを使えば、癌の第1次予防は簡単にできる。介入方法は漢方薬（SA）、解毒療法、DER、高濃度Vit C:no（94） control（64）

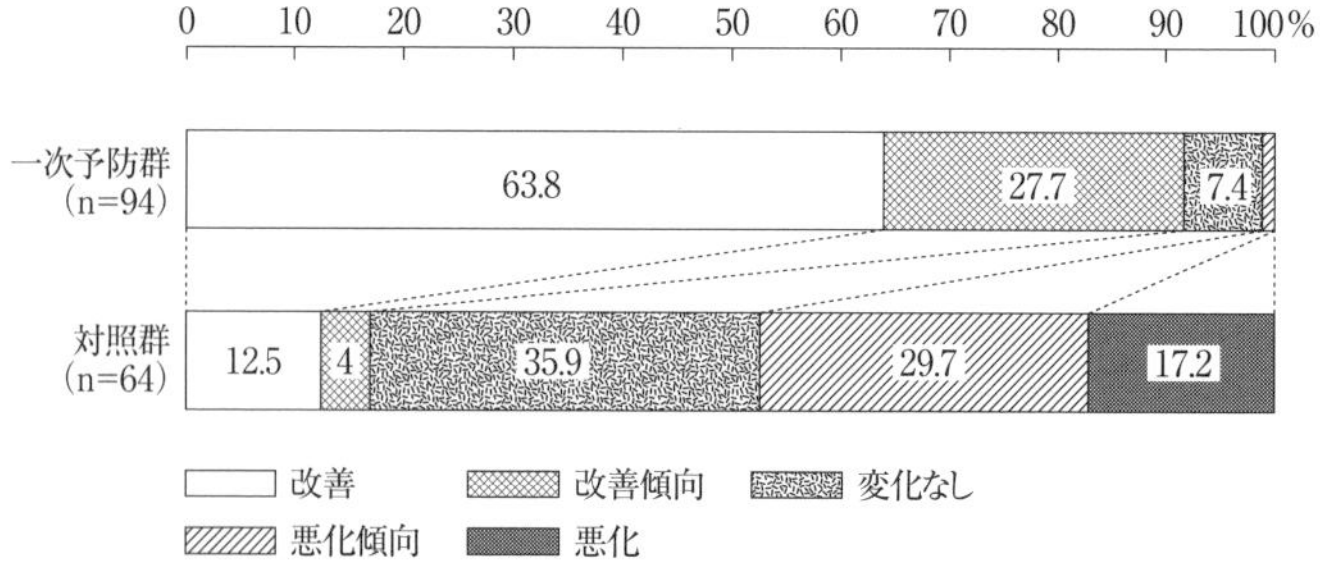

表 2-2

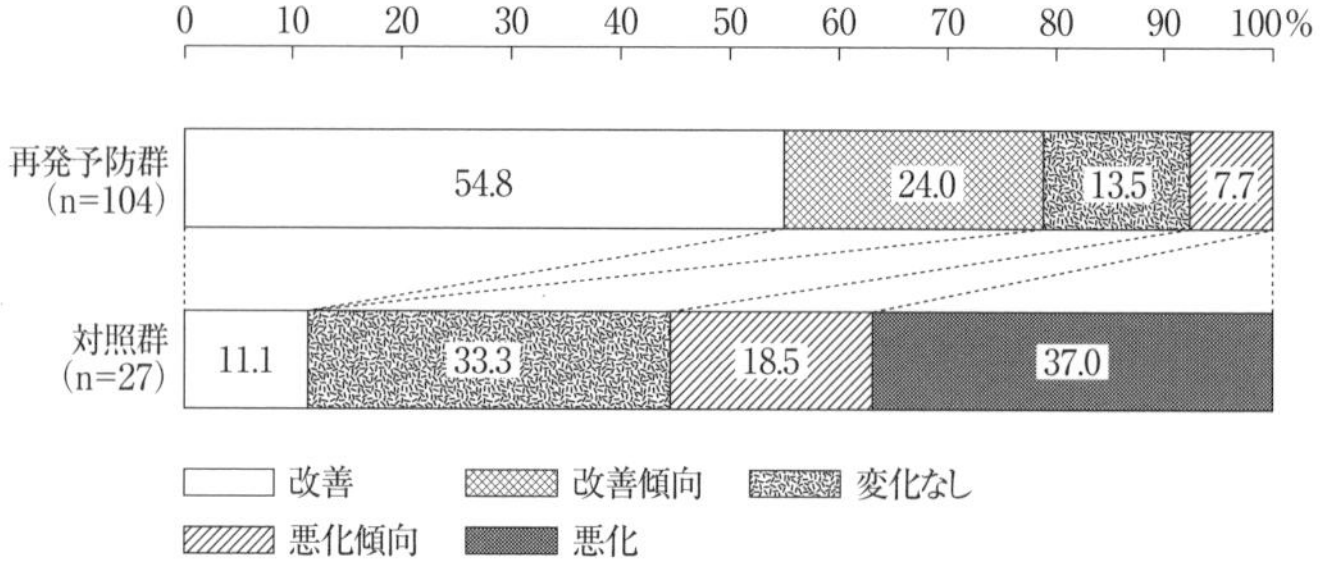

表 2-3

■癌の再発予防の実際

再発予防の介入も131人に対して104人の介入群と27人の対照群に分けて検討した実例（表2-3）。３年間の調査結果です。

■慢性ウイルス性肝炎患者の肝がん予防

●B・Cウイルスの慢性肝炎患者406人に対して、肝癌予防を実践

肝炎が肝硬変化する過程で、ビタミンAや免疫が低下して、肝癌が出ることが示されています（表

Table 1: Degree of hepatic fibrosis risk classification

(μg)	F_0	F1	F2	F3	F4
Vitamin A:	65.5（±16.5）	44.8（±40.5）	32（±51）	28.7（±3.6）	16.8（±34）
WBC:	5,950±1970	4,740（±900）		3,807（±130）	3,994（±300）
(μg/dl)					
T cell:	1,837（±60）	1,449（±184）		908（±130）	700（±260）
Stimulation Index（SI）:	230(±39)	137（±85）		190（±59）	184（±16）
NK cell:	34（±15）	33（±14）		27（±8）	26（±10）

Vitamin A was measured using the methods of Thompson et al.{4}

表 2-4

2-4）。

●肝炎と高濃度ビタミンC

肝炎に対して、高濃度ビタミンCは実によく効きます（図2-1）。

ビタミンCの利用は20～30グラムが妥当です。

●B型の慢性肝炎と高濃度ビタミンC

B型の慢性肝炎で、インターフェロンが2年間、効かなかった患者に対しても高濃度ビタミンCがよく効きます（表2-5）。

●解毒療法

解毒療法をすると、血中の免疫阻害物質が低下して、免疫が上がります（表2-6）。

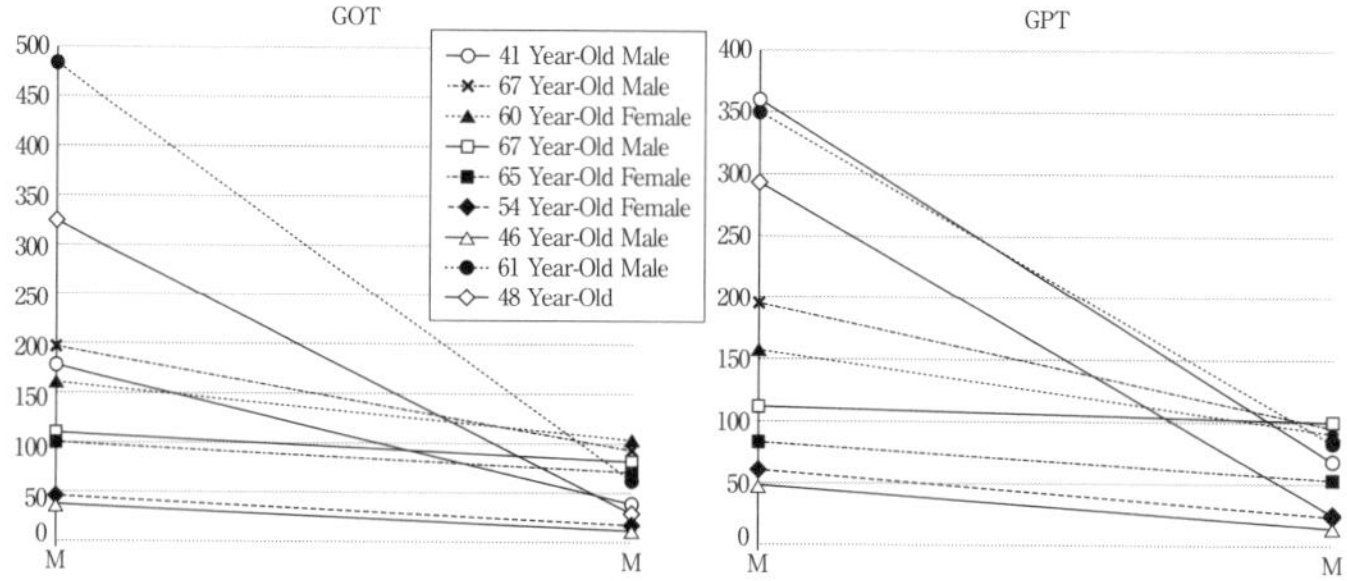

図 2-1

	28-Sep	11-Oct	22-Oct	14-Nov	27-Dec	24-Feb
GOT	294	247	187	26	18	25
GPT	323	269	213	25	12	5

表 2-5

Detoxifying therapy:		3 times		3 times	
Date:	1983/5/9		6/2		11/4
CEA（ng ／ ml）	3.1		2.1		1.4
Ferritin（ng ／ ml）	203		85		60
α 1-globulin（%）	5.7		3		
α 2-globulin（%）	11.9		8.3		
T（%）	73		78		78
T cell number	1252		1460		2184
Stimulation index	165		202		152

表 2-6

（Table 4）

Prognosis: Chronic heatitis classification	number:	better change:	no change:	aggravation:
F1	136	136		
F2	144	144		
F3	79	34	15	
F4	77	44	33	3

表 2-7

解毒療法を3回するたびに、血中内の免疫阻害物質を調べたものです。

●ウイルス性肝炎患者の肝がん予防

高濃度ビタミンC、解毒療法、特殊漢方（SA）、ビタミンA、分子状アミノ酸、等を投与して、406人のウイルス性肝炎患者に対して、肝硬変化、肝癌化の予防をしてみたところ、99％の確率で防げたといえます（表2-7）。

■種々の介入方法

食事療法（グルタミンの少ない食品を選ぶ、ココナッツオイルを主に利用、炭水化物には酢をかけて食べる）

高濃度ビタミンC療法：米国のNCIも殆どの癌に高濃度ビタミンCが効くという報告をしています。

漢方薬(SA)を処方：癌細胞の酸素呼吸を抑制します。正常細胞には全く影響はありません。

●分化誘導療法の採用

MOJ Current Research & Reviews.2018;1(2):86-100, DOI: 10.15406/mojcrr.2018.01.00014に報告をしています。高濃度ビタミンCとアクトシン（cyclic AMP）とSolcoseryl などを組み合わせて、ミトコンドリアを正常に戻す治療です。

●解毒療法の実行

西式の健康法に従って、体から毒素を排出します。解毒のジュースはクエン酸（12g）とラ

リフレッシュ療法のながれ

1. バイタル・問診
顔色・最近の体調状況把握

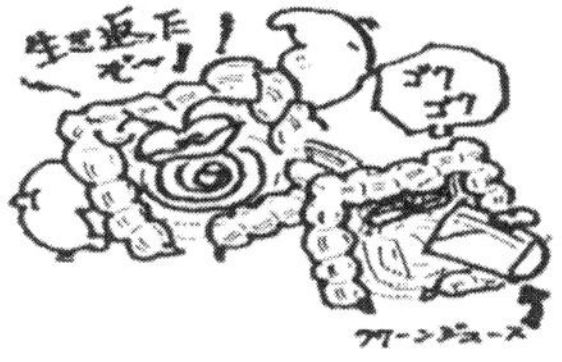

2. クリーンジュース
長時間蓄積された宿便を排泄、除去し、疲労代謝物質乳酸を燃焼させ、酵素を活性化させます。

（ミネラルウォーターと共にお飲み下さい）

①
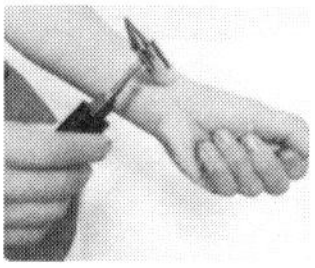
②
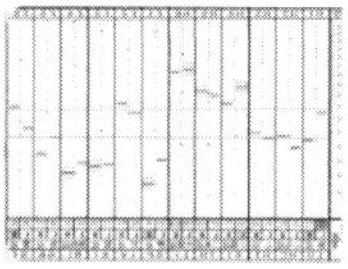

3. 良導絡測定（治療前）（図①、②）
自立神経を東洋医学の「経絡上にあるツボ」を用いて測定します。
ガンになりやすさや、免疫力の状態をこの検査で推測することができます。

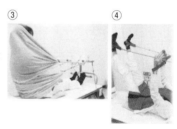

③
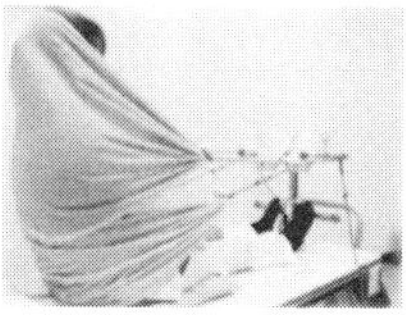
④

4. 理学療法（図③、④）
金魚運動、毛細血管運動
バイブレーション、脊椎調整運動
全身を振動させ、毛細血管と腸の循環を改善

5. 遠赤外線サウナ（図⑤）
新陳代謝促進、副交感神経緊張抑制、老化防止、ストレス解消

⑤
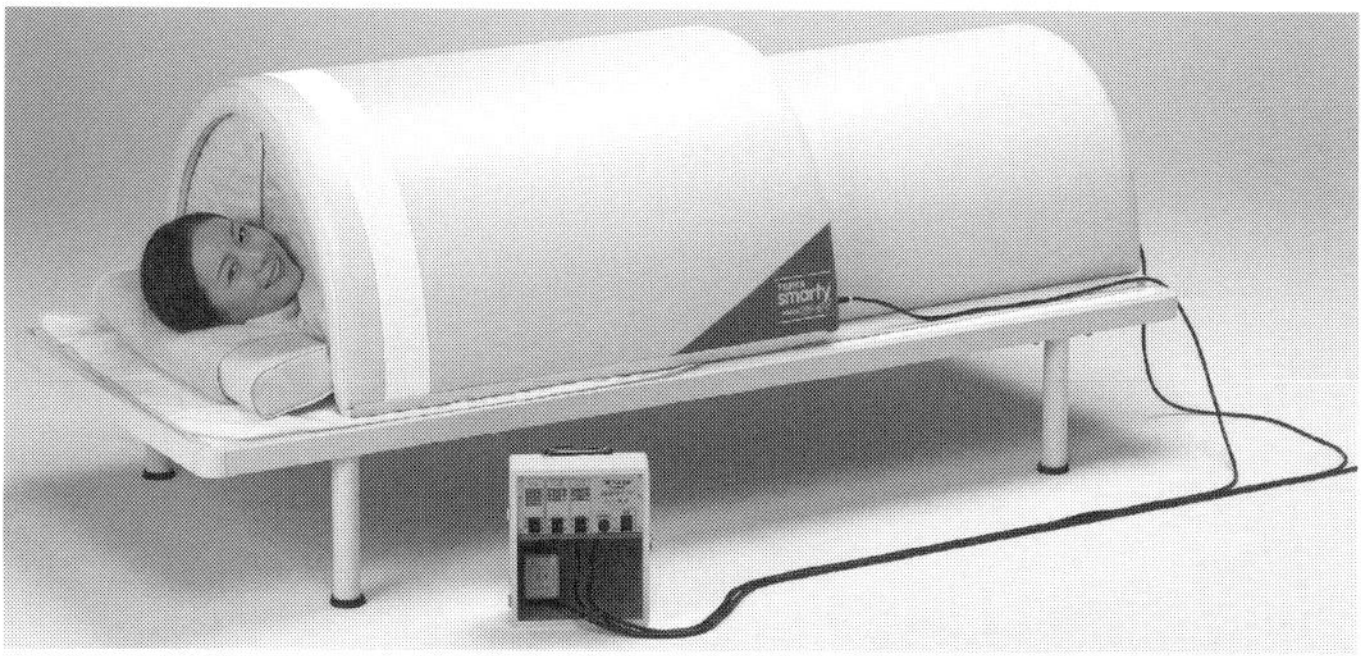

7. 冷温浴（図⑧）
自立神経調整、全身の血液、
リンパ液の流れを促進
1分間、冷水浴と温水浴を反復

⑧
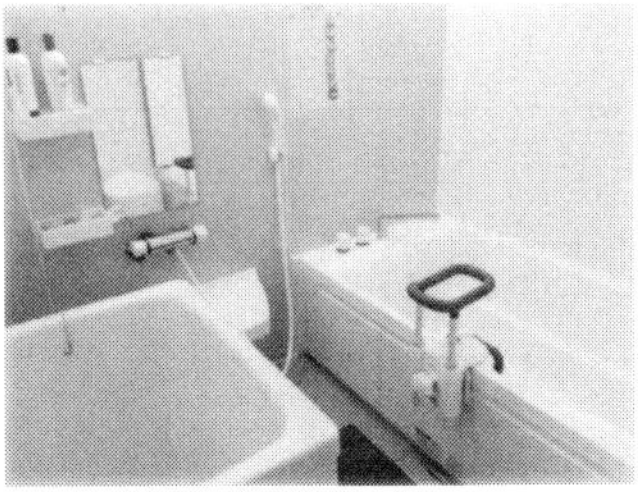

8. 昼の野菜ジュース（図⑨）
当日飲む直前にミキサーにかけた新鮮な野菜ジュース
腸の中にキレイにするために治療中にも積極的に取り入れます。

⑨
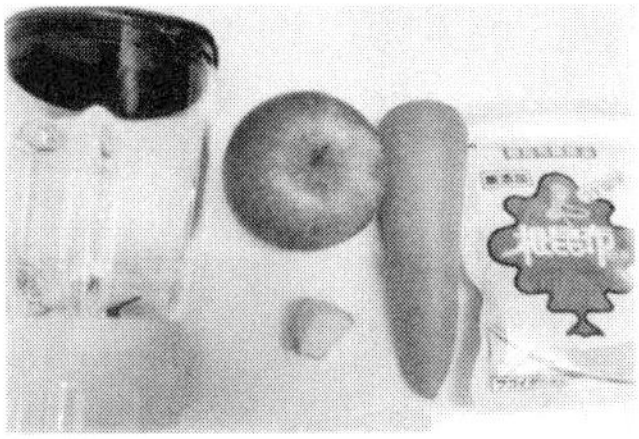

9. マッサージ（図⑩）
こりを揉みほぐしストレスを除去
血行促進、免疫力アップ、
自立神経調整、疼痛緩和など

10. 鍼灸治療（図⑪）
自立神経調整、疼痛緩和
免疫力アップを狙います。

⑩
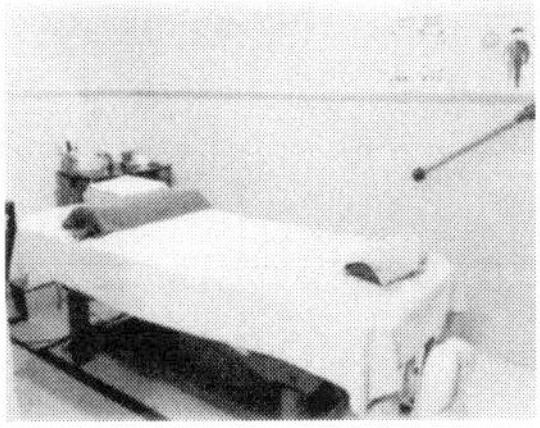

⑪鍼
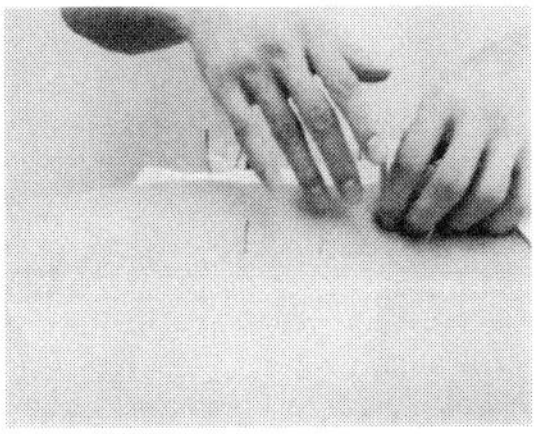

⑫灸
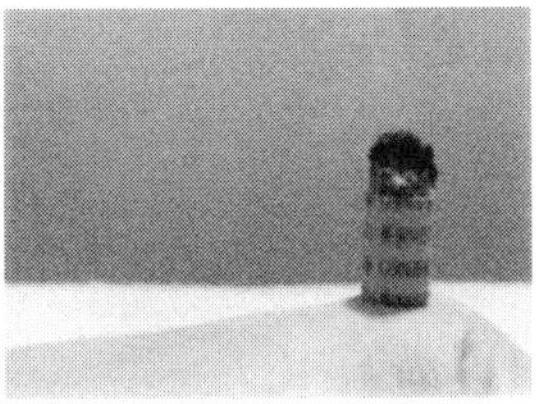

11. 良導絡測定（治療後）

12. ヘルスアップジュース
高麗人参と食物発酵食品をベースにビフィズス菌を添加
腸内環境を整えます。

終　了

全所要時間は約4～5時間です

クッロース（24g）と水酸化マグネシウム（30g）と水（50mℓ）で作ります。

表2-8

	5/25(2015)	7/13('16)	5/18('17)	7/12	12/1		3/8('18)
CEA:	3	3.2	3.4	3.5	4.2	↓	2.9
SLX:	60	(肺に影)	31.2	31.8	30.4	↓	28.7
STN:	46		30	30.1	29.9		
NSE:	14.6	12.6	13.6	15.3	15.7	↓	13.4
TK:	7.7	9	10.5	10.8	8.7		8.5
Alb:	69.2	67.8	65.7	66.5	66.5		67.5
γ-gl:	12.2	13	13.8	14	12.9		13.3

第3章――免疫の検査

免疫は細胞性免疫、組織性免疫、臓器性免疫の３段階を踏んで、μgレベルの癌、mgレベルの癌、ｇレベルの癌ができるようです（図3-1）。

免疫は重要なので、やはり、基本であるＴ細胞の数と、フィトヘモアグルチニン（ＰＨＡ）による活性化反応を見て、リンパ球のstimulation indexをだすことと、ＮＫ活性が重要です。

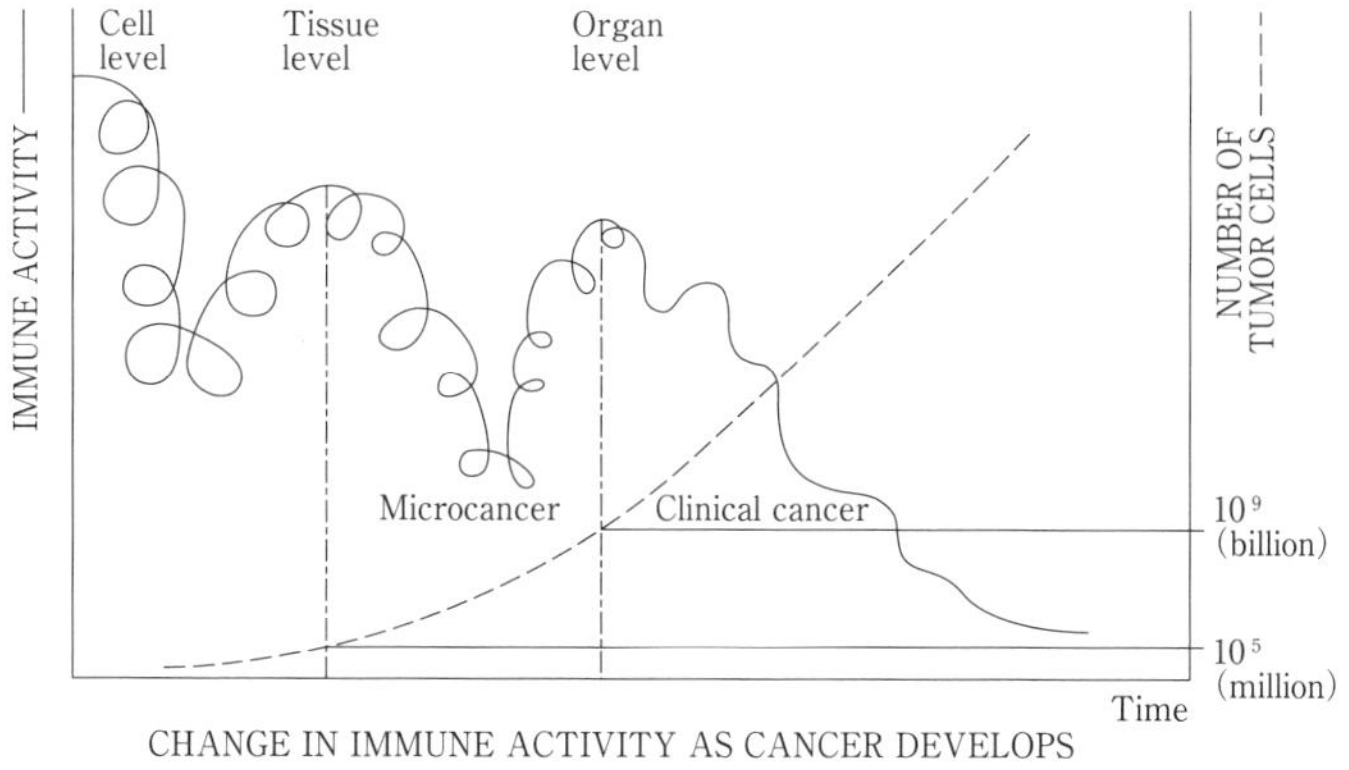

Three stages in the development of clinical cancer

図 3-1

●白血球とリンパ球の割合も参考になるが、次のウイルス感染も重要な影響を与えます。

帯状疱疹ウイルス感染：顕在感染のみならず、不顕性感染もありうるので重要です。免疫が低い時には必ず調べます。

HPV：ウイルス感染の場合はどの場合でも、高濃度ビタミンCで対応します。

EBウイルス：血液性の癌につながりやすい。

B・C型肝炎ウイルス：どちらも、高濃度ビタミンCが重要ですが、肝臓の場合にはビタミンAも重要です。

■免疫に関する周辺検査

ビタミンA：どの癌にも関与していますので、血中濃度が250IU～300IUになるまで投与します。証拠としては武藤教授が沢山の報告をしておられます。癌患者はビタミンAの摂取量が少なく、レチノール結合蛋白が少なく、癌の組織ではビタミンAが破壊されています。

ビタミンＣ：これも尿中の検査がテステープで簡単にできるのですから、しばしば行い、ビタミンＣの欠乏症を避けます。

ビタミンＤ：単に、カルシウム代謝のみならず、米国では、大腸癌との関係が指摘されていましたが、幅広い癌の発生にも関与しているようです。ビタミンＤの不足により８００もの遺伝子が働かないことが判っています。ホルモン様の作用をしていることが明らかにされてきています。最近、ビタミンＡとビタミンＤの補充をしたら、60くらいのＳＬＸがすぐ、正常に低下した経験をしています。

フマル酸呼吸（低酸素、低栄養）を抑える対策：

ピランテルパモ酸塩（コンバントリン：１００mg／日）が効く。

サイクリックＡＭＰ：免疫に関係するサイトカインですが、断食療法で増加します。アクトシンという薬もありますし、断食療法で、サイクリックＡＭＰが増加したデータが出ています（図３-２）。

１週間に１日だけ、野菜ジュースだけの炭水化物なしの生活をするだけでも、サイクリックＡＭＰが増加してくることが確認されています。

●現代人は自ら悪習慣で自分の免疫を下げている

・冷たいもの中毒は腸管の免疫を下げます。
・口呼吸：しゃべりすぎとか、夜、口を開けて寝ていると無意識のうちに、ワルダイエルリンパ節に、乾燥や、細菌をつけることになり、潜在感染を産むことになります。

●自律神経の検査から免疫の推定（良導絡検査）

・ＣＣＭ値から癌にかかりそうか、癌にかかりにくそうかを推定できる。
・癌関連経絡から免疫が高いか、低いかが推定できる。

癌に関係している経絡（Ｈ２、Ｈ３、Ｈ５、Ｆ１、Ｆ３、Ｆ５）の中で、有効な左右差がい

A.K. 30Years Female

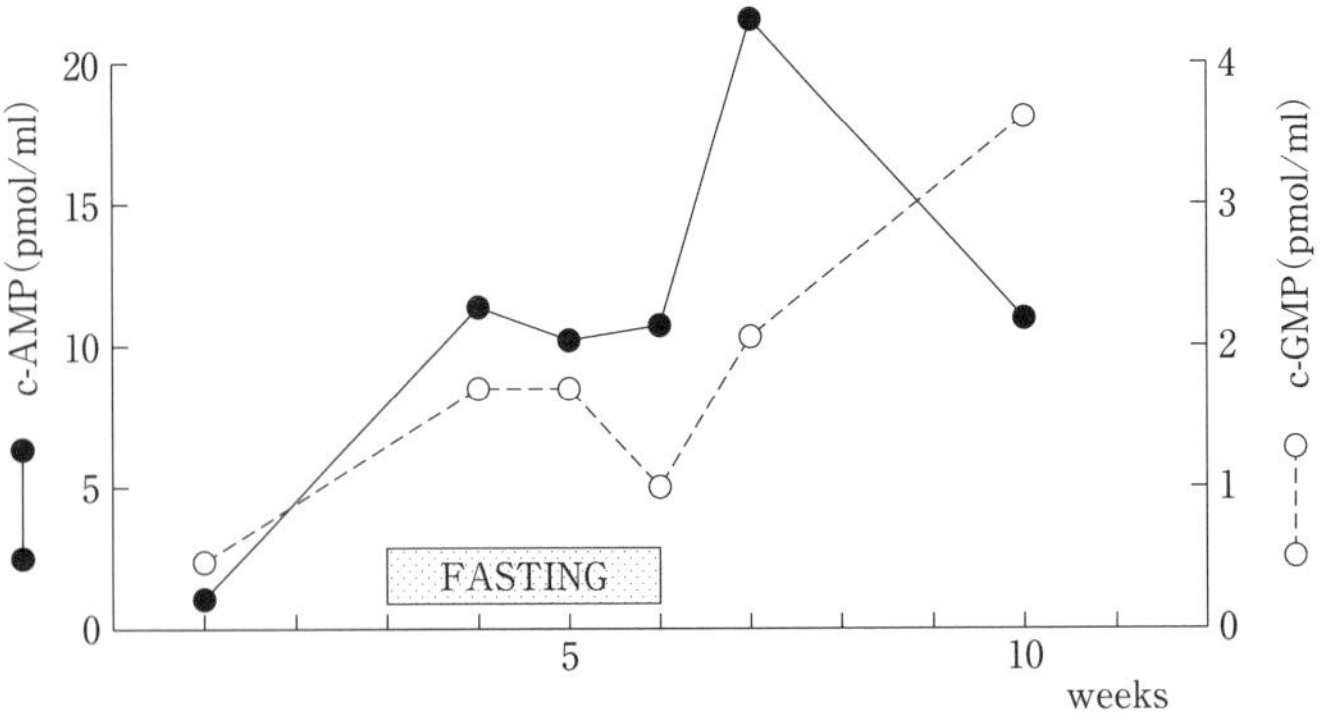

Fig. 3.

Normalization of serum level of cyclic AMP and cyclic GMP by fastign therapy.

図 3-2

くらあるかどうかで免疫の高低が推定できます（表3-1）。

●何故、エスタブリッシュメントの癌治療は次のことを宣うのか！

WHOはがん検診が有効なのは乳癌と大腸癌と子宮癌だけだという。日本ではこれに、胃癌と肺癌を加えるというが、妥当な根拠があるのか？　有効ながん検診がなくて、どんな検査をできるのか？

・せめて手術後には内科系に渡すべきで、何のために外科医が長く抱え込むのか？
・癌の治療に原因や免疫検査、並びに免疫治療などを考えないのはどうしてか？
・外科手術後に、再発が50％に及んでいるのをどうして放置するのか？

Score / meridiam	0	1	2	3	5	6	4	7	8
H_2, H_3	−	○	◎	−	○	◎	−	○	◎
H_5, F_5	−	−	−	○	○	○	◎	◎	◎

[no abnormality (−)　one abnormal (○)　both abnormal (◎)]

表3-1　ツボの陽池、曲泉、湧泉、合谷、天枢の活用

第４章――進行がんの治療法

●免疫阻害物質の程度に応じて、アルブミンを補充する

plasma exchange（ＰＥ）をして、免疫状態、蛋白分画状態を改善します。ＤＩＣがある場合には、ＦＯＹを使って対処します。

●その後、全身温熱療法に持ち込む

Whole body hyperthermia（遠赤外線を使用するドーム型のＷＢＨ）温度を40度に上げるのに2時間、40℃を維持するのに2時間、自然に下がるのを待つのに2時間で、計6時間程度かかります。実際には酸素を吸入しながら血中酸素濃度を92％以下に

Immuno-thermo-chemotherapy

(A) Short time whole body hyperthermia utilizing far-ultra red rays

1) Injection of vitamin A (5-10x104units) intra-muscularly.
2) Glyceol infusion when metastasis of brain is existing
3) 100 ml of Physiological Sodium saline contained 5 ~ 10mg of CDDP
4) Soldem AG (Terumo) 500 ml+neophyline (aminophylline,125mg (1/4 A) + Actosin (bucladesine sodium 300mg/1A) 1A+Solcoseryl (SS-094) (2ml/A) 2A
5) Fructlact 500 ml +VC 20mg +Neophagen 1A+Pantosin 1A+ 10NaCl + Sodium bicarbonate 1A
6) 100ml of Physiological sodium saline+ digoxin 1/2 A
7) 100 ml of Physiological saline+ Serenace (haloperidol)
8) (100 ml of physiological saline + Contomin (chlorpromazine) 1A x (n)
9) Fructlact 500 ml+ VC 30 g + 10% NaCl (1A) + Sodium bicarbonate 4A
10) Fructlact 500 ml+ VC 20 g + 10 % NaCl (1A) + Sodium bicarbonate;3A
11) 100 ml of physiological saline+ Laennec (human placental extract) (3 ~ 5A)

全身温熱療法（ｓ－ＩＴＣ）

systemic hyperthermia utilizing pyrogen
BRM-S-ITC will be developed as an effective and safe comprehensive cancer

The schedule of BRM-S-ITC

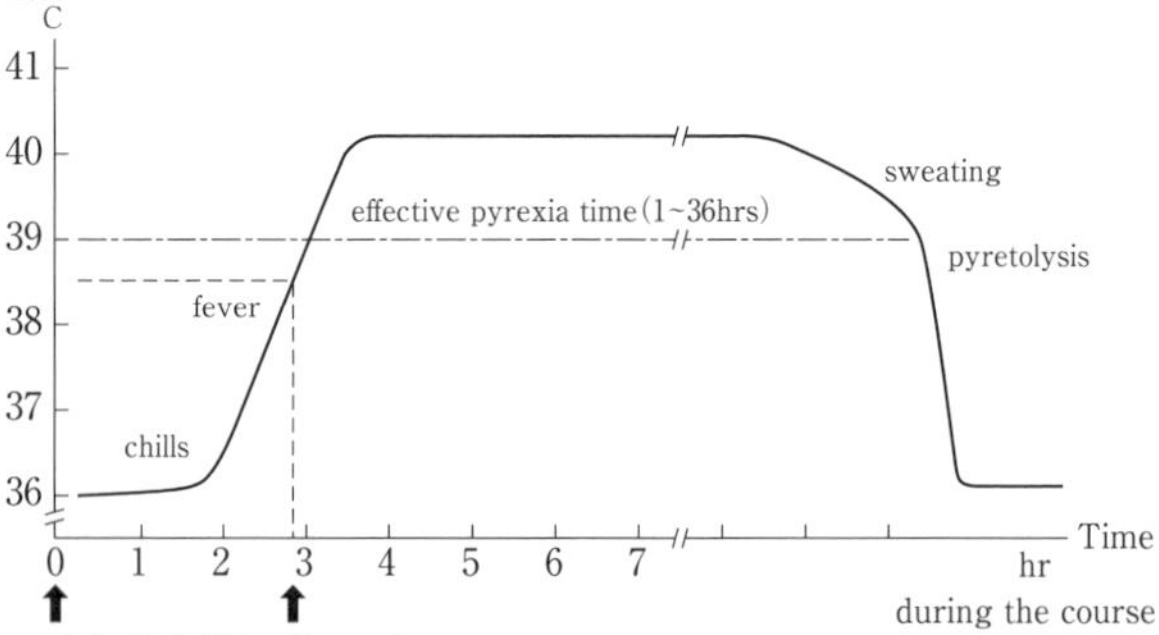

① OK-432 : 0.4~10.0KE, IV
② B.C.G. : 1.0~7.0mg I.C. / I.T.
③ IFN-α : 100~300×10⁴U DIV

① CDDP : 5~10mg, IV
② MMC : 2mg, IV
③ ACM : 20mg, IV
④ MTX : 20mg, IV

DIV : Glucose 1000Cal
Vt.C 40g
O_2 : 3 l /min

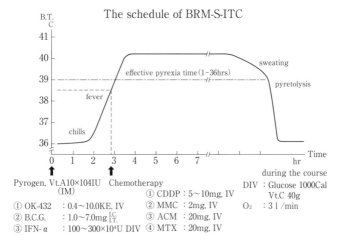

は下げないでhyperthermia（ハイパーサーミア）を実行します。

●発熱物質を使用

右記の全身温熱療法は入院して行う方法です。パイロージェン（発熱物質）としてはピシバニールを主に使い、それ以外に、必要に応じて、インターフェロンや死菌ＢＣＧを採用します。この方法ですと、骨転移にも効きますし、遠隔転移にも効果的です。W.Coley医師の報告では、進行がんの患者さんに、5年生存率が7割あったという報告が残っています。

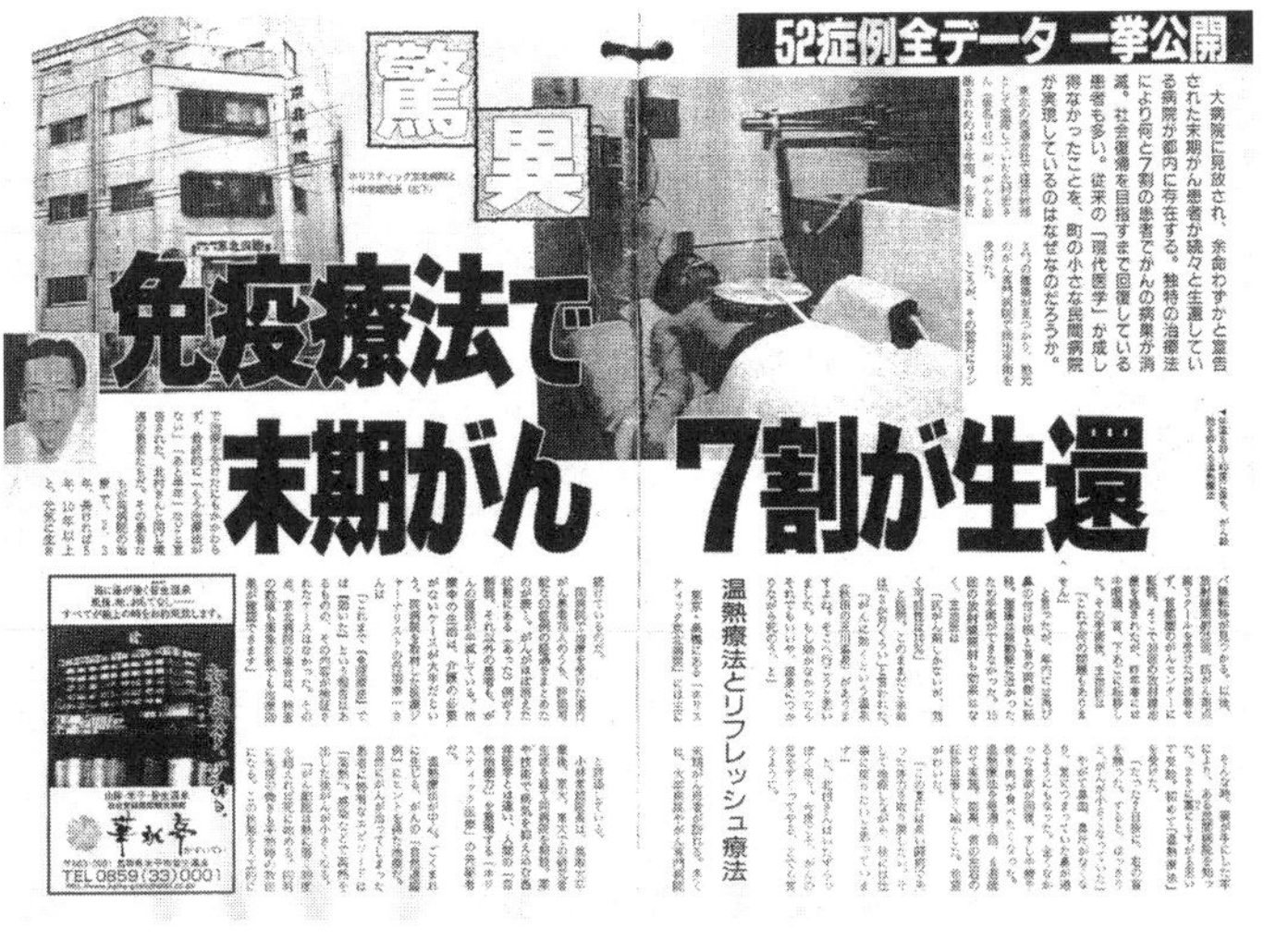
52症例全データ一挙公開

驚異

免疫療法で末期がん7割が生還

大病院に見放され、余命わずかと宣告された末期がん患者が続々と生還している病院が都内に存在する。独特の治療法により何と7割の患者でがんの病巣が消滅。社会復帰を目指すまで回復している患者も多い。従来の「現代医学」が成し得なかったことを、町の小さな民間病院が実現しているのはなぜなのだろうか。

温熱療法とリフレッシュ療法

華水亭

TEL 0859(33)0001

症例1．再発乳癌の症例、42 years old female.

She suffered from mammary cancer in December ,1990 and received surgical operation immediately. Reginal recurrence and pubic bone metastasis were observed on 29 ,October ,1992.
Tumor maker BCA225 was increasing from 324, 295 to 420 and α -1globulin fraction was elevated to 3.5%.

Date (TM)	1991 10, April	1991 1, Oct	1992 2,Feb	1993 7, Jan	1994 2, Mar	1995 16, Feb	1999 1, Feb
BCA225:		207	212	336	179	227	221
CA15-3:				33	16	21	19
α -1globulin		3.5	3.4	2.6	3.0	2.5	2.5%
/Albumin		61.0	59.8	59.5	61.8	60.2	64.8
α -1/Albumin		5.7	5.6	4.3	4.8	4.1	3.8

Not only tumor markers, but also the ratio of α—1globulin fraction/ Albumin were improved.

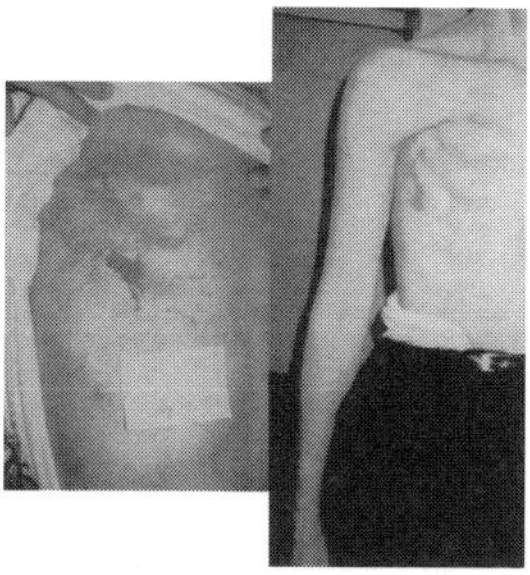

Left picture shows local recurrence on 24 September ,1991. Right picture shows the skin of the same part 9 years later after treatment of 46 times of systemic hyperthermia. Biochemical data showed that BCA225 became to 221 and α -1globulin fraction became normal(2.5%) on 25 February, 1999.
There has been no recurrence in these ten years.

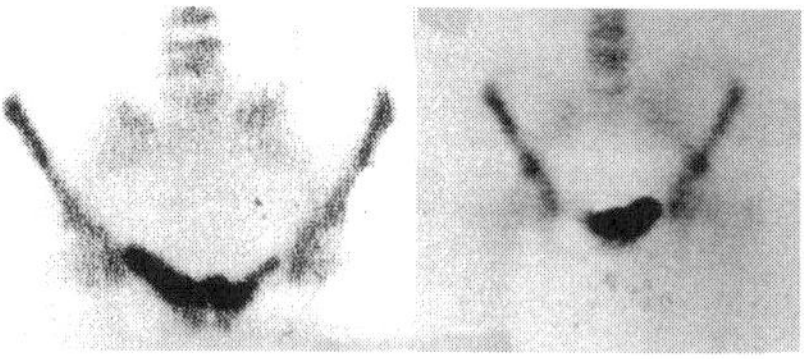

Left slide shows the bone scintillationgraphy on 21 January, 1992. There was a hot spot in the pubic bone. Right slide shows the bone scintillationgraphy on 9 April, 1999. The pubic bone metastasis disappeared.

症例２．進行性のスーパーボーン転移: 48 years old female.

She was diagnosed as mammary cancer in April, 1995.
When she came to my Hospital, it was difficult for her to walk because of hypercalcemia (16mg /m l) and super bone metastasis.
Bone metastasis spread out to 200 places all over the body.
Pathological bone fracture occurred on 7 ribs. Respiration also became difficult.
Osteoclastic changes occurred on vertebrate Th12 because of bone metastasis.
So it was difficult for her to walk and her family brought her with wheelchair. Although her condition was grave, she was treated with 24 times of systemic hyperthermia.
With a result that her condition was much improved so that she became to be able to walk by November,1995. Left chest X- ray shows the chest condition of the time when she came to my hospital for the first time. Right chest X-ray shows that cardiac insufficiency became better after systemic hyperthermia.

Date (TM)	1995 7, June	14, Aug	4, Sept	6, Nov
CA12-5:	77	80	62	23
TPA:	394	316	301	76

All the tumor markers were getting better.

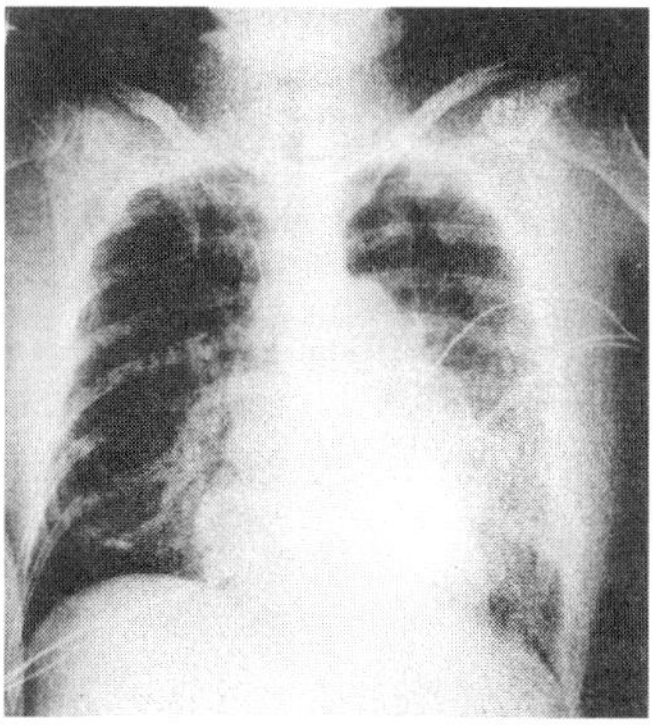

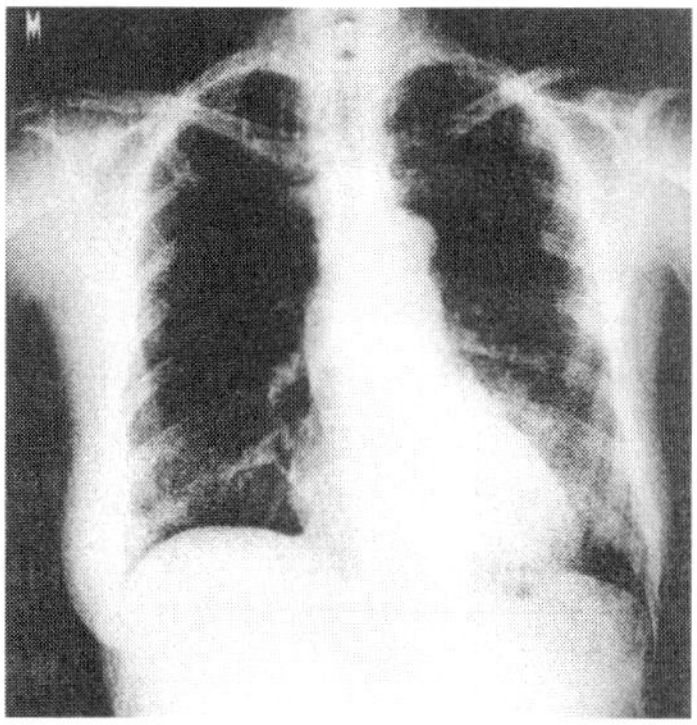

●何故、温熱療法を採用するかという理由について

・癌は不明熱の場合に、自然治癒をしている例が多い。

・HSPはミトコンドリアの再生のためには絶対的に必要です。何故ならば、癌化はミトコンドリアの退化により生じた病気ですから。

・また癌細胞に免疫原性を持たせるためにも必要です。

●免疫銀行の設立の必要性

・癌患者は免疫が減少していますので、血漿交換（ＰＥ）をする場合には、免疫原性の高い凍結血漿（ＦＦＰ）を使えば効果的です。

●オタフクウイルスの活用

・オタフクウイルスが癌などの幼弱な細胞を壊す性質があることを応用して「がんいらず」を作ることができます。

●神経免疫学的アプローチも必要

・癌に罹ってよかったというようなイメージ療法とそれに見合う生活の実存的転換をはかる。

第5章――人体をどう見るか！

■Superorganism

人体は１千兆個の細菌によって支えられて生かされているという認識が必要で、腸内細菌が免疫を進化させます。癌だけでなく、認知症、多発性硬化症や肥満も腸内細菌が原因と言う事が知られてきています。

▼細菌の数

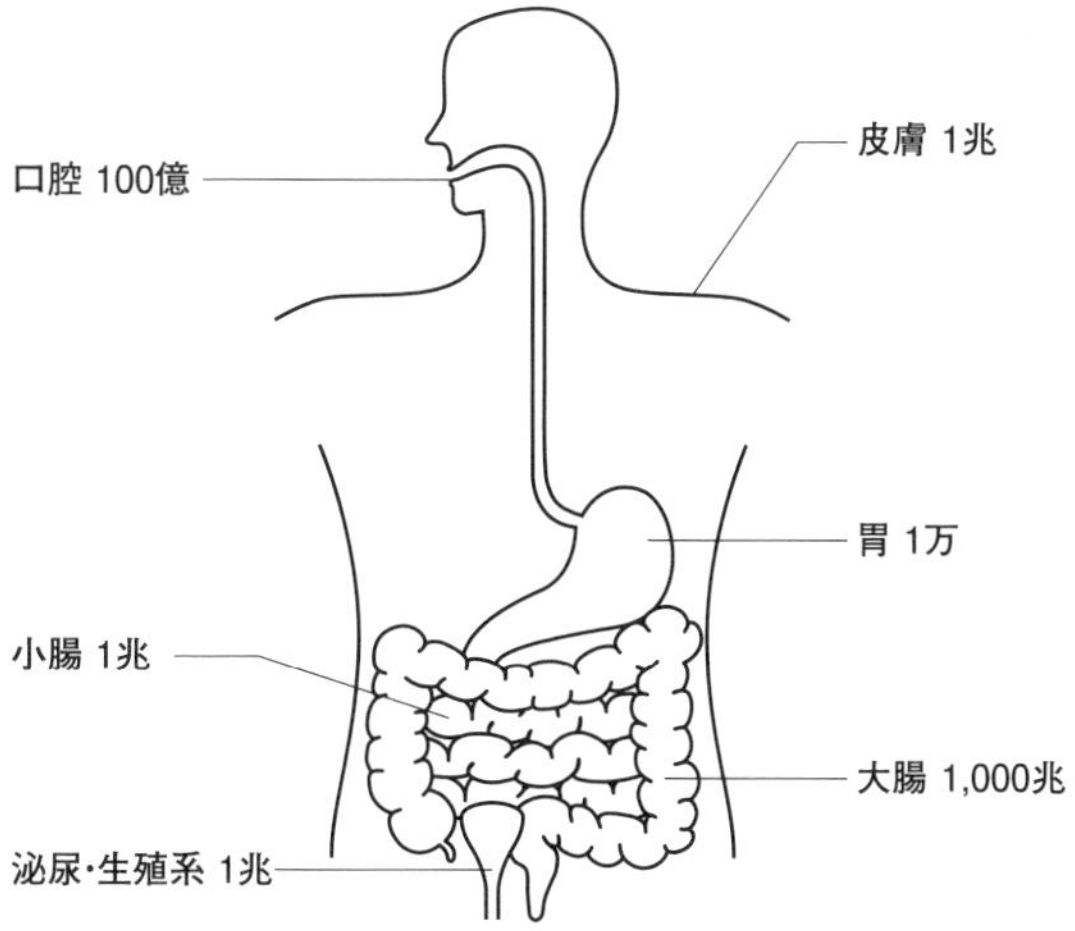

■生命活動を支えているミトコンドリア

ミトコンドリアがすべての生命活動を支えているのだから、ミトコンドリアを大切にする生活を取り戻すべきです。癌は元々が自分のミトコンドリアを退化させている自傷行為による病気です。18億年前に共生したα-プロテオバクテリアとの共存がミトコンドリアとなり高等動物細胞のできた源ですし、それが、受精として再現になっているのですから、ミトコンドリアを粗末に扱う事が不健康のもとを作ることになります。

■HSP（ヒートショックプロテイン）の意味

HSPは多種類あり、分化と進化のカギを握っていますので、体を冷やす生活をやめて、冷たいものを飲む生活をやめることです。

HSPは傷ついた蛋白の修復、メンテナンス、分解を行う蛋白であるということが判明しています。

■人間は分散型の五臓六腑でできているのではなく、準・閉鎖系だった

人間は外胚葉と内胚葉に分化して、外胚葉は最後に脳髄を作り、内胚葉は口を作って、分かれて終わったように説明されてきましたが、口は口腔臓器として、内胚葉の最後はラトケ嚢を通して、脳下垂体前葉につながっています。脳下垂体では、外胚葉からきた神経系が脳髄を形成したあとで、脳の基底核につながり、その後、神経系が再度伸びて、脳下垂体の後葉に入っているのですから、脳下垂体は内外胚葉を結ぶ、ハイブリッド臓器と言う事です。

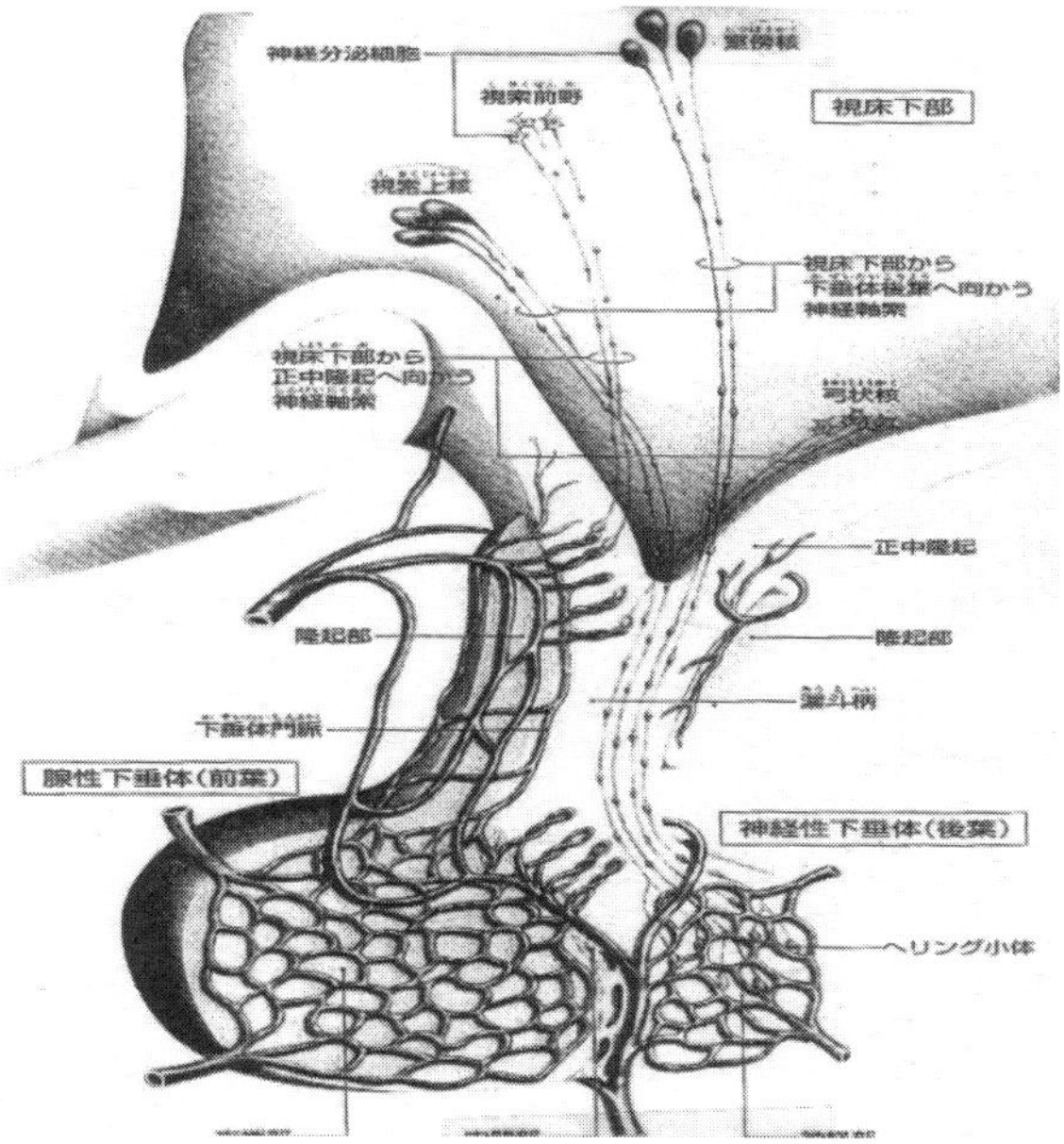

●ヨガにおけるチャクラ

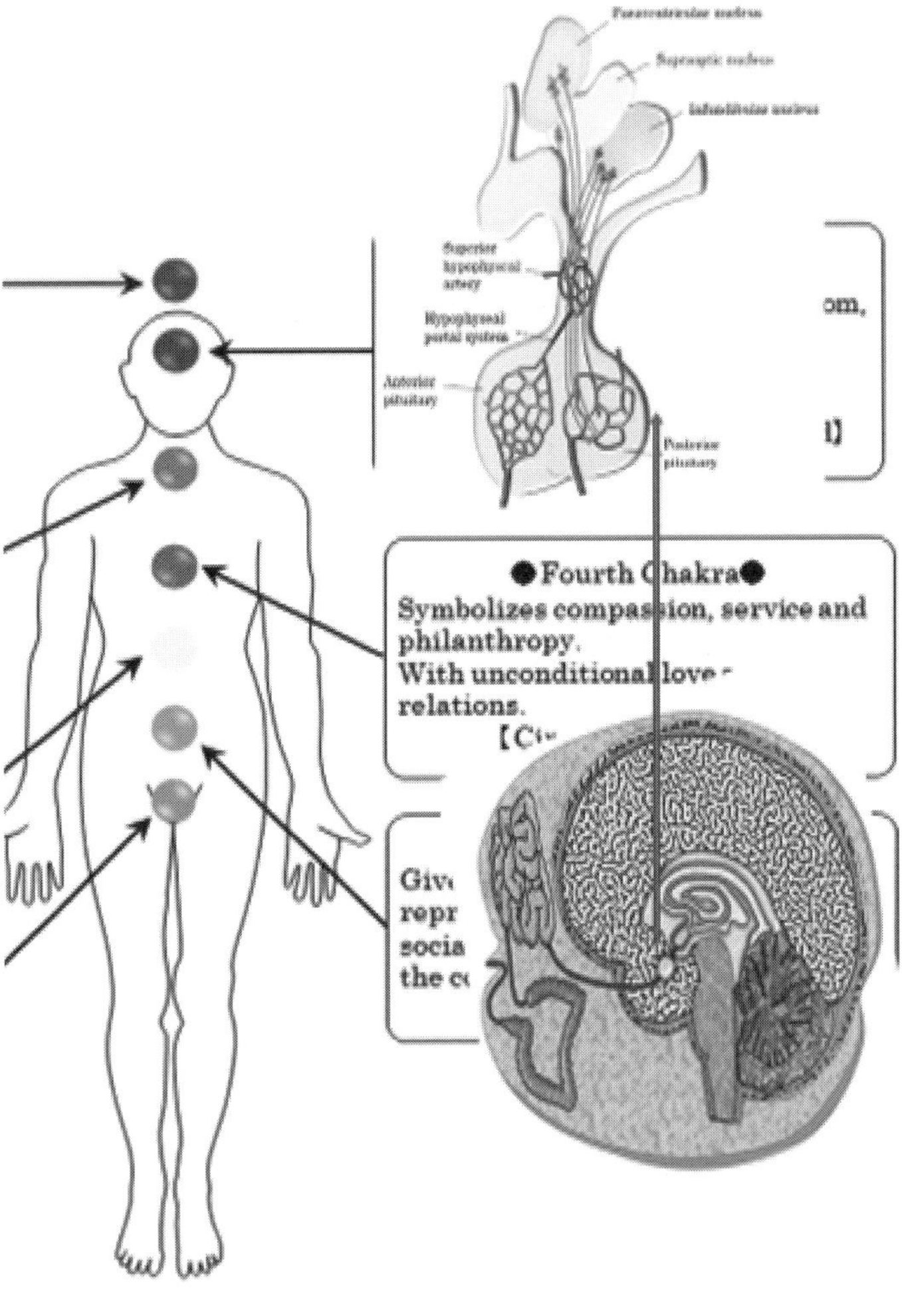

Superior hypophyseal artery
Hypophyseal portal system
Anterior pituitary
Posterior pituitary
om,
1]
●Fourth Chakra●
Symbolizes compassion, service and philanthropy.
With unconditional love
relations.
【Ci
Giv
repr
socia
the c

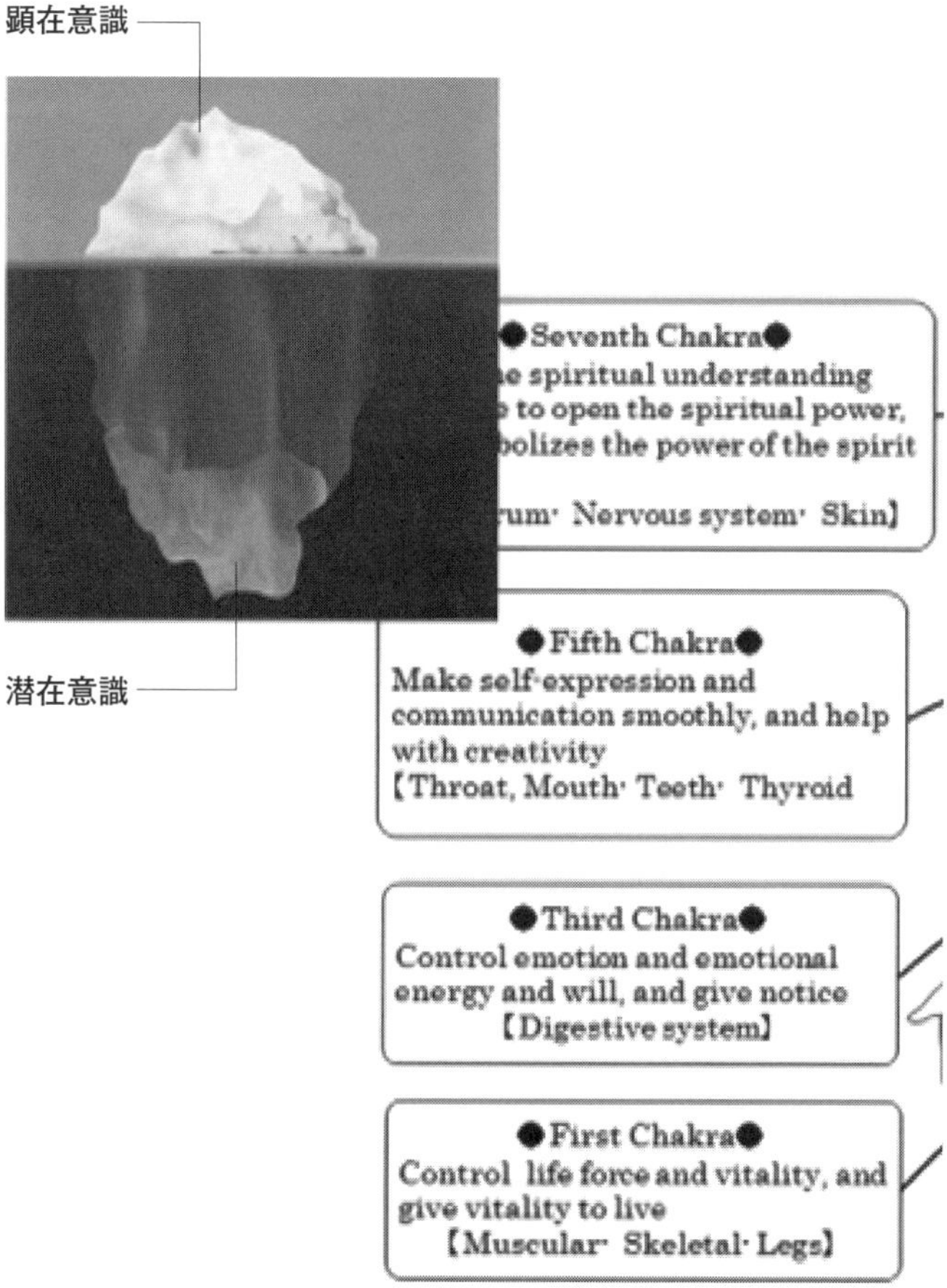
顕在意識
潜在意識
●Seventh Chakra●
e spiritual understanding
to open the spiritual power,
bolizes the power of the spirit
rum· Nervous system· Skin】
●Fifth Chakra●
Make self-expression and communication smoothly, and help with creativity
【Throat, Mouth· Teeth· Thyroid
●Third Chakra●
Control emotion and emotional energy and will, and give notice
【Digestive system】
●First Chakra●
Control life force and vitality, and give vitality to live
【Muscular· Skeletal· Legs】

●臓器ホルモンを（Communication）出して、臓器同士の会話していることが判ってきた

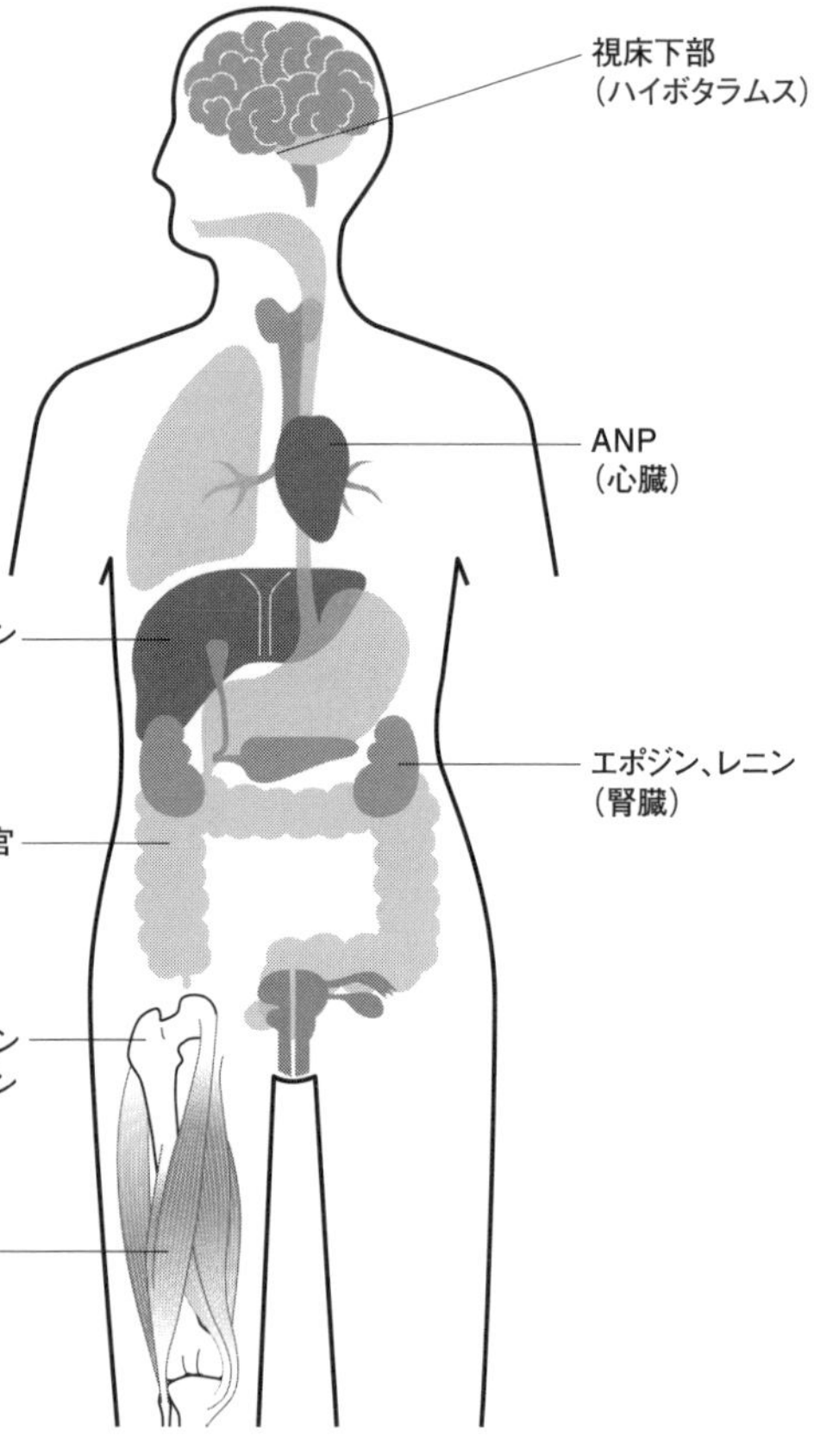

心臓から出るＡＮＰ（心房性ナトリウム利尿ペプチド）
腎臓から出るエポジン、レニン、肝臓・腎臓から出るアンギオテンシン
脂肪から出るレプチン、アヂポカイン
筋肉から出るマイオカイン
骨から出るオステオカルチン、オステオポンチン、スクレロスチン
腸管は免疫の訓練器官、教育器官

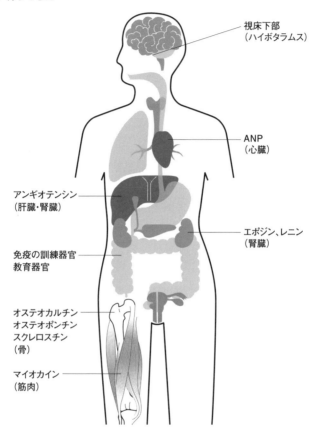

■腫瘍マーカーに対する認識の問題点

●今までの癌専門誌の対応

癌の総合診療の本では、腫瘍マーカーについて、信じがたいfake newsが書いてあります。

例えば、腫瘍マーカーでは早期がんはわからないとか、がん検診では腫瘍マーカーは、当てにならないとかいう根拠に次のようなデータを載せています（表５-１）。それは特異マーカーしか検査してこなかった矛盾でしょう。

●陽性的中率　80／2060×100＝3・8％

このようなデータを示して、健康で、無症状の人がＣＥＡの検査が陽性になっても、96・２％の人が大腸癌ではないことを意味していると強調するのです。しかし、ＣＥＡは大腸癌だけではないので、

	CEA陽性	CEA陰性	合計
大腸癌（＋）	80	20	100
大腸癌（－）	1980	7920	9900
合計	2060	7940	10000

有病率1％、感度80％、特異度80％

表 5-1

無意味なことを主張しているのです。

健常者に対する〝スクリーニング目的では、実は有効率は確立したものではない〟と述べています。しかし、これは、全くピント違いの主張です。

●CEAは大腸がんの腫瘍マーカーだけではないので、大腸がんの腫瘍マーカーとして調査をするのは間違い

s-TMの意味と使い方を知らないので、陽性的中率を作って、CEAが陽性でも、大腸がんは見つからないという主張の理由にしているのです。

このようなデータを示して、健常者に対するスクリーニング目的では〝死亡率の減少を示したものがない〟と非科学的な思い込みの結論を出しているのです。（私が1994年にこのようなfake 判断をする人の為に、Cancer誌に論文を世界で初めて発表をしています。）

大腸癌の腫瘍マーカーとしては、TPAやSLXやCA19-9があるのですから、それらを調べないで、CEAだけで、大腸癌とのsensitivityやspecificityを論じていることが無意味です。科学の名を借りたfake dataです。

このようなデータを示して、陽性でも癌であるという確率は低いとしているのです。この患者さんの経過を追った経験がないのでしょう。図1-5（19p）に掲げたような歴史を取る可

能性が大です。

これは腫瘍マーカーの意味の全貌が私によって紹介されるまでに、ｓ-ＴＭに研究者が過剰な期待をして、ｓ-ＴＭの感受性に失望をした歴史があるからです。

腫瘍マーカー難民を産まないためにとして、禁煙を勧めて、ＣＥＡの正常化をはかるべきであると主張をするのです。しかし、禁煙を勧めて、ＣＥＡが正常化する例は2割もないでしょう。

●Choosing Wisely Japanという任意団体の次のような主張（「5つのリスト」のうちの3項目）

・ＰＥＴ-ＣＴは健康で、無症状の人には勧めない。
・健康で無症状の人にはＣＥＡの検査を勧めない。
・無症状の人にＭＲＩ検査による脳ドックを勧めない。

癌は基本的には、初期には無症状ですから、これらの人は、癌の自然史に無知な為に、癌の予防はさせないという主張をしているのです。ＣＥＡの検査をするのは間違い診断をする可能性がないわけではないでしょうが、ＣＥＡのことをよく知らないで、癌にかかる人を予防させないという人々を選別する必要があります。

●画像診断も実に、正確ではないことが調査で証明

ベテラン医も見落とし

情報過多 経験関係なく

画像診断ミス

「追いつけぬ目」進むＡＩ開発

画像診断でがんなど病変の見落としが続発している問題で、見落としは医師の経験年数に関係なく発生していることが22日、医療事故情報を収集する日本医療機能評価機構の調べで分かった。背景には、画像診断技術が高度化したことで医師が扱う情報量が著しく増加し、ベテラン医師でも追いつけていない現状がある。人の目に全面的に頼らず、人工知能（ＡＩ）による診断開発も進んでおり、厚生労働省は抜本的な再発防止対策に乗り出した。

■検診年４２０万人

同機構は、平成27～29年の3年間に発生した32件の画像診断による病変見落としを調査。医師に職務経験年数を聞いたところ（複数人介在を含む）、1～5年＝7人▽6～10年＝6人▽11～15年＝7人▽16～20年＝4人▽21～25年＝4人▽26～30年＝7人と、ほとんど偏りはなかった。32件のうち「撮影目的の部位のみ確認した」が27件で、「医師の目が広範囲に届いていなかった」と指摘する。

こうした病変の見落としは近年、相次いでいる。東京都杉並区では40代女性が肺がん検診でがんを見落とされ、6月に死亡した。市区町村が公的資金で行う肺がんの検診は40歳以上が対象で年1回行われる。厚労省によると、肺がん検診は27年度に全国約４２０万人が受診している。

画像診断の見落とし事例 CT＝コンピューター断層撮影装置

発覚時期	病院名	患者（死亡）	事例
平成29年1月	東京慈恵医大病院（東京都港区）	70代男性	CTで「肺がんの疑い」が見つかったが、主治医らが確認せず約1年間放置し、死亡
10月	名古屋大病院（名古屋市）	50代男性	CTで「大腸がんの疑い」が見つかったが、担当医が約7カ月確認せず、治療が遅れ死亡
30年6月	千葉大病院（千葉市）	70代男性 60代女性	患者9人に画像診断ミスがあり、4人の治療に影響。うち70代男性は「肺がん」、60代女性は「腎がん」の診断が遅れ、死亡
	横浜市立大病院（横浜市）	60代男性	CTで「腎臓がんの可能性」が見つかったが、情報が共有されず、約5年半後に死亡
7月	河北健診クリニック（東京都杉並区）	40代女性	胸部エックス線検査で「肺がん」が3回見落とされ、死亡。杉並区から委託された肺がん検診を再調査したところ、44人が「精密検査が必要」と判明

■1回で数百枚撮影

「画像診断の検査数が増加し、診断書の中に記載されている情報量が多く、主治医自身がその結果を消化しきれなくなっている」

日本医学放射線学会は7月19日、異例の見解を出した。見落としの要因は画像診断を担う放射線科医と主治医の連携不足などに加え、医療の高度化に伴う情報量の増加もあるというのだ。特に画像診断の検査では息を1回止める間に数百枚以上の撮影が可能となったが、主治医が自分の担当領域を見ることに腐心し、十分な知識のない他の領域に映った病変の発見に及ばない恐れも出ている。

東京慈恵医大病院では病変見落としで患者が死亡したケースを踏まえ、診断報告書を主治医が確認し、必要な対応をしたかスタッフが2回、医師に確認する仕組みを導入した。今春からさらに診断報告書を全患者に手渡すことも始めた。

ただ、同病院だけで年間約8万5千件の画像診断があり、情報処理には時間がかかる。名古屋大病院の長尾能雅教授（医療安全）は「技術向上で異常が見つかりやすくなった半面、フォローするシステムが追いついていない」と指摘する。

■０・００４秒判断

理化学研究所と国立がん研究センターの研究グループは7月20日、米ハワイの学会で、ＡＩを使って早期胃がんを発見することに成功したと発表した。

理研光量子工学研究センターの横田秀夫チームリーダーによると、早期胃がんは炎症との判別が難しく、画像では専門医でも発見しにくいというが、「熟練医に迫るところまで精度を高めた」。がんの80％を見つけ、かかった時間はわずか０・００４秒だった。

医療系ＩＴ企業「エムスリー」（東京）などは医療機関のニーズが増えているとして、今秋までにＡＩ診断の支援システムの構築を目指している。

ただ、将来的にＡＩが導入されても、ＡＩが指摘したことを患者に伝えるのは医師だ。人為的なミスを見逃さない包括的なシステムが求められている。

同機構や厚労省は24年から複数回、病変見落としを注意喚起する文書を発布。それでも続発していることから、厚労省は適切なシステムの構築に向けて今後2年間の研究調査を専門家に依頼している。

いく」と応じた。北朝鮮の完全な非核化の実現に向け緊密に連携を図ることでも一致した。

会談後、首相は公邸前で記者団に「歴史的な米朝首脳会談から2カ月が経過した。最新の情勢分析を行い、今後の北朝鮮に対する方針について、綿密な打ち

●次のような症例は数限りなく続く

毎年、がんセンターで検診をしながら、形態学的検査に依存をしているために、見落としをされて、多発性の肝がんが出て、手遅れといわれるまで待っているのです。

第２次予防の考えでは癌患者の死亡を減少できない症例です。癌の第１次予防に転換をして、肝癌が出ないようにすべきです、さもなければ、このような不正が続くでしょう。

●癌の総合医の本を読んでみると科学ではなく、堂々と〝偏見が述べられている。〟

・腫瘍マーカーは診断精度が極めて低く、癌の存在診断には向かない。

・s-TMの腫瘍マーカーは診断感度も診断特異

68歳の男性、HCCができる前段階、某がん検診センターの見落とし例
（集団の正常値との比較から、個人の測定値の変化幅への転換が必要）

	2014 3/1	2017 4/10	2017 7/11	2017 8/18
GOT:	36	37	62	154
GPT:	21	22	24	20
LDH	226	248 →	1103 →	2929 →
Alb	59.0	59.2	50.1	44.2
α1	2.7	2.5	5.0	6.7
γ	16.8	17.9	19.1	25.4
Ch-E	341	308	217	135
Fe	60	70	20	18

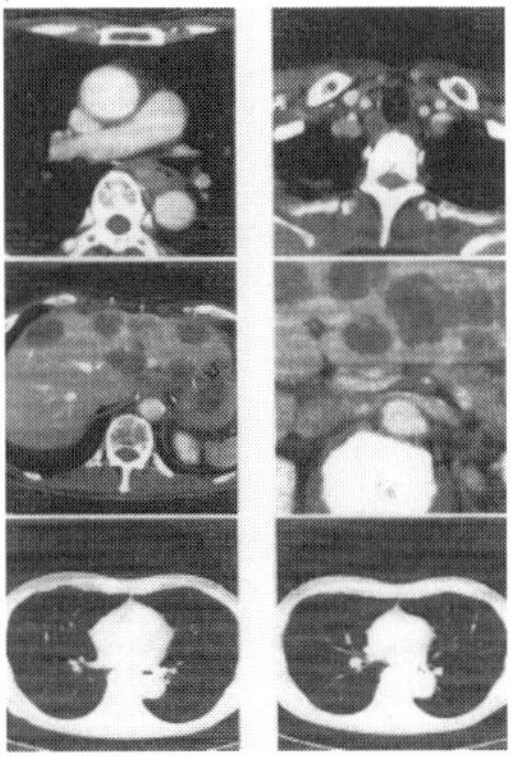

度も低い。癌の早期発見には殆ど無力に等しい。（腫瘍マーカーがｓ-ＴＭしかないという判断による誤解です。）

・１９６０～１９８０年代の腫瘍マーカー（ｓ-ＴＭだけであきらめてしまった）では殆どだめで、この半世紀バイオマーカーが出てきていない。

・血清や血漿の中に多いのはアルブミン（数ミリグラム）である。それに対して、一番少ないサイトカインは１pg／mℓだから従来の方法では無理。プロテオミクスの技術の進歩を待たなければならない。というような洗脳に取りつかれてきたのです。

癌には早く進む癌と、そうでない癌とがあるというがどうして決めるのか！　後付けの説明でい

●癌の進行速度による分類（米国国立がん研究所）

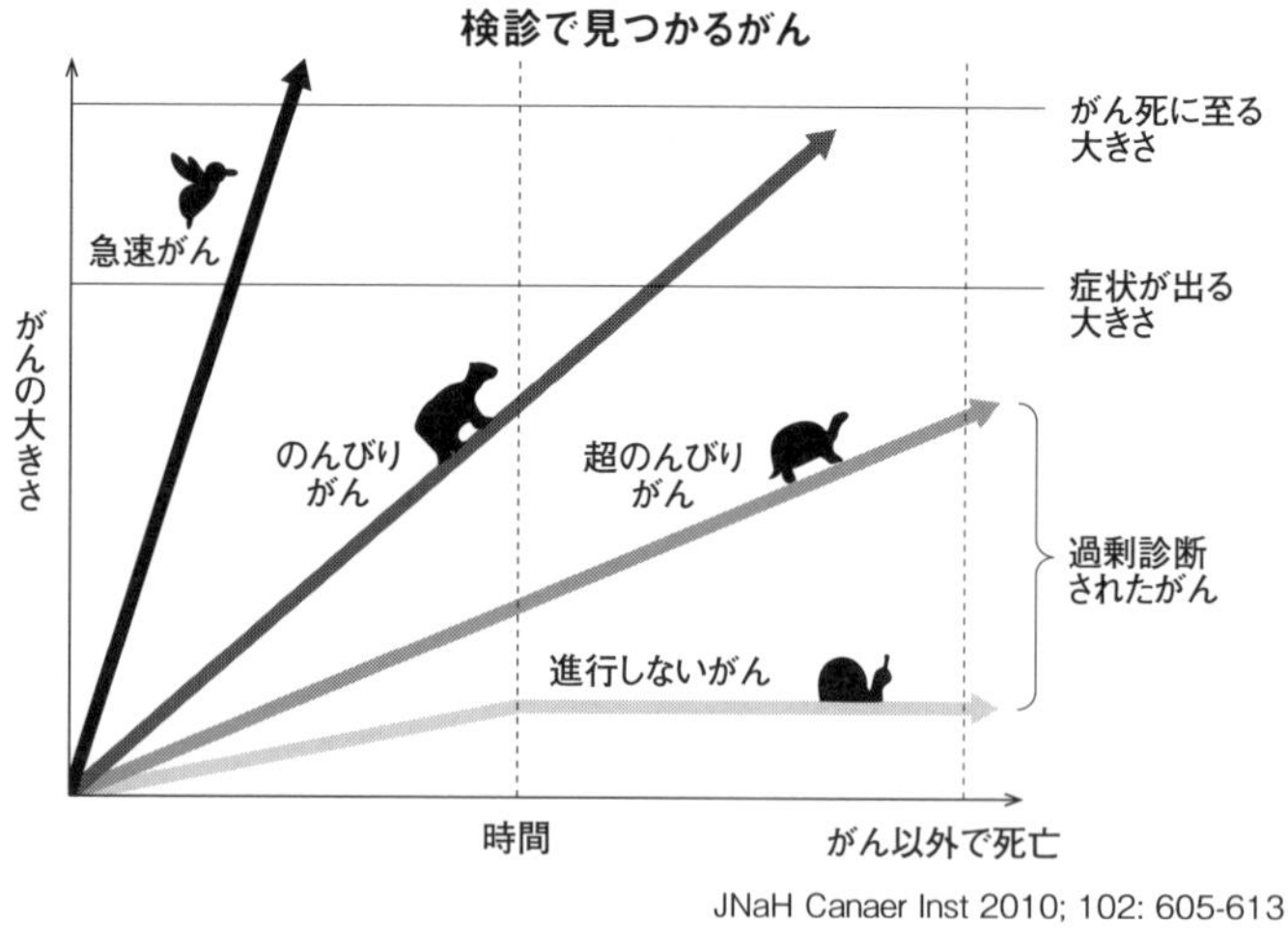

JNaH Canaer Inst 2010; 102: 605-613

いのか。近藤誠氏が言うように、手術をしなくてもよい癌の手術をしていないのか？
・ある癌の専門誌が言うように、検診で見つかる、有効な癌はわずかだというような無責任なことを言っていていいのか！
・癌のスピードがあり、検診に向かない癌と向く癌があるというセリフを言って、言い訳をしている。
・69％のプライマリケア医が誤解をしている？

●癌の進行速度による分類（米国国立がん研究所）

・オンコジェネラリストとしては、検診が有効な癌は一部であり、検診にはメリット、デメリットがあるということを正しく啓蒙、指導できることを願う。癌の進行が早いかどうかを調べる技術を持っていないのですから、議論のための議論です。
・検診をすることは無駄な検査をやめろという意味は？
しかも、検診に向かない検診により、過剰診断、過剰治療が横行していると指摘をしているのです。検診をせずして、癌の早期発見などはできないのだから、言い分が支離滅裂ではないのか？

・癌死が増える理由として、先進国でがん検診の受診率が最低と言い訳をいいます。国民が愚かだといいたいのか、医療側が信用できない検診をしているためではないのか！

・癌専門病院で、〝もう治療がない、ホスピスに行け〟とか言われて、癌難民を増加させている原因は癌専門病院ではないのか？

・病院で癌患者が沢山、死亡をしている現状をどう言う風に解釈するのか？

日本ではＭＤ（メディカル・ドクター）だけの病院が殆どだから、米国のように、ＭＤ、ＤＯ、Ｈ（ＭＤ）、Ｎ（ＭＤ）の４種類の医師がいたら癌に対する理解も広がりますが、日本ではＭＤだけの情報に限られますから、どうしても癌難民が増加しやすいのです。

・最後の問題は、癌は治る病気になったという説明を癌専門医はしているが、現実には癌で死ぬことが多いのだから、癌専門医の説明は矛盾だらけです。しかも医師が、癌にかかり、家族が癌にかかったら三大療法は受けさせないと裏では一部の医師たちが言っているのですから、信用が少ないのです。

Invasive ductal carcinoma

病理組織診レポート

患者ID	0012653797	患者氏名		患者氏名	
性別	女性	生年月日	1977/10/04	年齢	40歳 7ヶ月 5日
検査種別	病理組織診	文書番号	ER0931363656H18062000000000000	オーダー番号	31363656
版数	1	R区分	R		

診断

Invasive ductal carcinoma, left breast, needle biopsy.
area=upper-outer(C), NG(2), ER(0), PgR(0), HER2(3), Ki-67(18.0%)
[adequate; malignant].

リコメンデーション

所見

検体:左乳腺
採取法:needle biopsy, 占拠部位:左upper-outer(C)領域
判定区分:検体適正；悪性
組織分類:invasive ductal carcinoma
核異型スコア2, 核分裂スコア2(5/10HPF), 核グレード2
ER: Allred PS0 IS0 TS0, PgR: Allred PS0 IS0 TS0
HER2:score 3, 強陽性100%, 中等度陽性0%, 弱陽性0%
Ki-67:18.0%
in situ ca+
検体は左乳腺C領域針生検3本
3/3本に、腫瘍細胞が索状、不規則充実胞巣状に浸潤増殖するinvasive ductal carcinomaを認めます. solid in situ lesionを認めます.

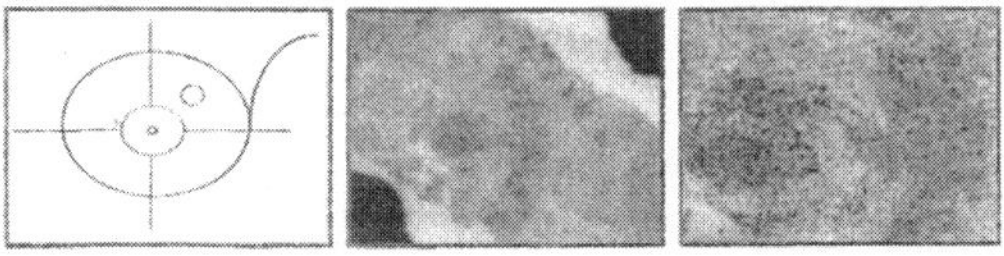

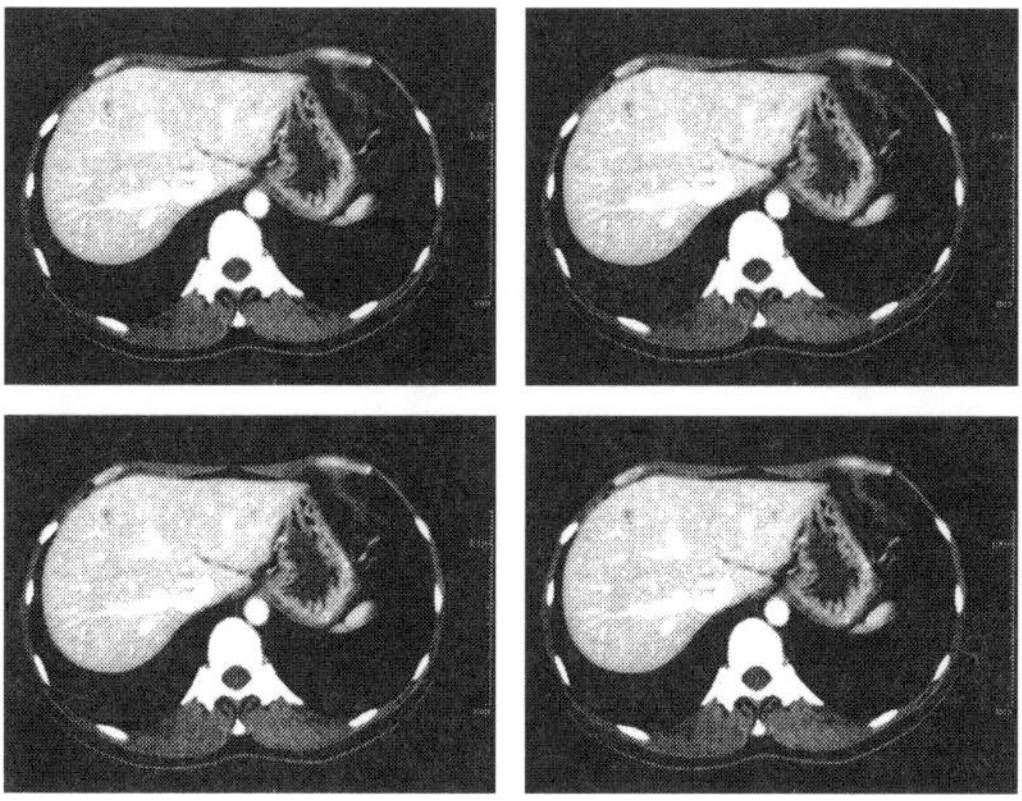

第6章——事例集

[事例1]　55歳　男性

Item	Normal Range / Unit	Results
CEA	－ 4.0 ng/mL	1.2
Ferritin M	－ 150 ng/mL	441
FT/Fe Ratio	1 － 2	4.96 ↗
PSTI	－	
H.S ALP	－	
Tracp-5b	－	
Pro-BNP	－ 125 pg/mL	
AFP	－ 10.0 ng/mL	
Thymidine Kinase (TK)	－ 5.0 U/L	8.6 ↗
Elastase 1 (E1)	－ 300 ng/dL	103
NSE	－ 8.0 ng/mL	
Ribonuclease	－ 90 U/mL	
CA125	－ 35.0 U/mL	
STN	－	
CA15-3	－ 8.0 ng/mL	
BCA225	－ 160 U/mL	
CA19-9	－ 37.0 U/mL	16.2
CA72-4	－ 4.0 U/mL	
NCC-ST-439 M	－ 4.5	
CYFRA	－ 3.5 ng/mL	
SCC	－ 1.5 ng/mL	

Item	Normal Range / Unit	Results
ALP Isozyme		
ALP Ⅰ	－	
ALP Ⅰ / Ⅱ Ratio	－	
APT	－	
H.S ALP Ⅲ・Ⅳ	－	

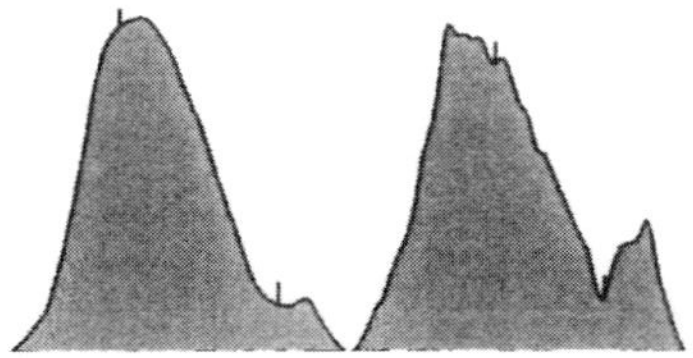

AMY Isozyme		
P	15.7 － 64.0 %	37.9
S	36.0 － 84.3 %	0.0
P/S Ratio	0.19 － 1.79	0.61
P-1	－ %	37.9
P-2	－ %	0.0
S-1	－ %	53.6
S-2	－ %	8.5
S-3	－ %	0.0
S-4	－ %	0.0

Item	Results
TP	
Protein fraction	
A/G	1.84
ALB	64.8
α1	2.5
α2	7.2
β1	10.7
β2	
γ	14.8
Sialic acid	61
TTT	
ZTT	
AST (GOT)	22
ALT (GPT)	15
LDH	197
T-BILL	0.6
D-BILL	
I-BILL	
ALP	175
γ-GTP	52
LAP	
TBA	4.4
ChE	429
CPK	
AMY	89
ACP	
BUN	14.3
CRE	0.99

Item	Results
WBC	5500
RBC	463
Hb	15.9
Ht	48.0
MCV	104
MCH	34.3
MCHC	33.1
PLT	21.2
Reciculer	
GB	
NEUTRO	59.1
STAB	
SEG	
LYMPHOCYTE	33.6
MONO	5.3
EOSINO	1.1
BASO	0.9
A-LYMPHOCYTE	
MYELOBLAST	
PRO-MYELO	
MYELO	
META-MYELO	
EBL	
PT-TIME	
PT-Control	
PT-Activity	
PT-INR	
APTT	

SLX	－ 38.0 U/mL	31.2
TPA	－ 74.9 U/L	20
PSA	－ 4.00 ng/mL	0.332
γ-Seminoprotein	－	
B2MG	0.9 － 1.9 mg/L	1.8
Span-1	－ 30 U/mL	
HCG	－ 1.0 mIU/mL	1.0以下
HCG-β	－	
Pepsinoge Ⅰ	70.1 － ng/mL	61.2
Pepsinoge Ⅱ	－ ng/mL	14.0
Pepsinoge Ⅰ/Ⅱ	3.1 －	4.4
Urine HCG	－ 2.5 mIU/mL	2.5以下
Urine B2MG	－ 200 μg/L	225 ↗
(T/B) T-Cell	60 － %	
Tcell Absolute	2500 － /μL	
lymphocyte blastoid transformation	41000 － 79900 cpm	
Stimulation index pha/cont	250 －	
Natural killer cell Activity	50 － %	
c-AMP	25 － pmol/mL	18.7
Vitamin A	250 － IU	207 ↓
Vitamin D	60 － ng/mL	20.6 ↓
total homocysteine	－ 7 nmol/mL	

LD Isozyme		
Ⅰ	17.3 － 30.3 %	22.9
Ⅱ	30.0 － 39.7 %	34.2
Ⅲ	19.0 － 25.6 %	23.7
Ⅳ	6.2 － 12.3 %	9.0
Ⅴ	4.9 － 13.9 %	10.2
(VZV) IgG	－ 1.9	34.8 ↗
HBs Antigen	－ 8 ﾊﾞｲ	8未満
HBs Antibody	－ 8 倍	8未満
HBe Antibody	－ 49.9 %	
HCV Antibody 3	(－)	(－)
HCV Index	－ 0.9	0.0
HCV Core Antigen	－	
DNA Polymerase	－	
Anti-mitochondria M2 antibody	－ 19.9 倍	
Type 4 collagen	－	
Hyaluronic Acid	－ 50.0 ng/mL	27.1
PIVKA-Ⅱ	－	
ADA	8.6 － 18 U/L	17.0
FDP	－	
DUPAN-2	－	
D-dimer	－	
EBV vca/IgG	－	

UA	5.9
NAG	
Na	139
Cl	102
K	4.0
Ca	9.4
IP	
Mg	
Fe	89
TIBC	
UIBC	
T-Cho	226
LDL-Cho	138
HDL-Cho	69
TG	96
PL	
NEFA	
β-LP	
GUL	91
Gly-Alb	12.3
HbA1c	5.0
CRP	0.04
RA	
ASO	
T3	
T4	
TSH	
Vitamin C	
BNP	

Urine Test	
Sugar	
Proteinuria	
Occult blood	
Katong	
Red blood cells	
W blood cells	
PH	
Specific Gravity	
TMCA判定	

腰痛
胆石

[事例2]　68歳　女性

Item	Normal Range / Unit	Results
CEA	－ 4.0 ng/mL	2.0
Ferritin F	－ 100 ng/mL	136
FT/Fe Ratio	1 － 2	3.1
PSTI	－	
H.S ALP	－	
Tracp-5b	－	
Pro-BNP	－ 125 pg/mL	
AFP	－ 10.0 ng/mL	
Thymidine Kinase (TK)	－ 5.0 U/L	7.5 ↗
Elastase 1 (E1)	－ 300 ng/dL	141
NSE	－ 16.3 ng/mL	
Ribonuclease	－ 90 U/mL	
CA125	－ 35.0 U/mL	
STN	－	
CA15-3	－ 16.3 ng/mL	
BCA225	－ 160 U/mL	
CA19-9	－ 37.0 U/mL	2.0未満
CA72-4	－ 4.0 U/mL	
NCC-ST-439 F	－ 7.0	
CYFRA	－ 3.5 ng/mL	
SCC	－ 2.5 ng/mL	

Item	Normal Range / Unit	Results
ALP Isozyme		
ALP Ⅰ	－	
ALP Ⅰ / Ⅱ Ratio	－	
APT	－	
H.S ALP Ⅲ・Ⅳ	－	

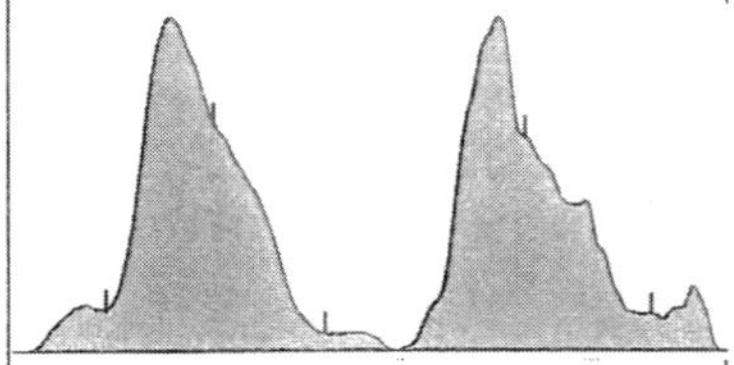

Item	Normal Range / Unit	Results
AMY Isozyme		
P	15.7 － 64.0 %	42.2
S	36.0 － 84.3 %	0.0
P/S Ratio	0.19 － 1.79	0.73
P-1	－ %	42.2
P-2	－ %	0.0
S-1	－ %	52.2
S-2	－ %	5.6
S-3	－ %	0.0
S-4	－ %	0.0

Item	Results
TP	
Protein fraction	
A/G	1.43
ALB	58.9 ↘
α 1	3.3 ↗
α 2	11.2
β 1	9.3
β 2	
γ	17.3
Sialic acid	91 ↗
TTT	
ZTT	
AST (GOT)	21
ALT (GPT)	12
LDH	208
T-BILL	0.8
D-BILL	
I-BILL	
ALP	248
γ-GTP	26
LAP	
TBA	1.0
ChE	228 ↘
CPK	
AMY	69
ACP	
BUN	9.7
CRE	0.55

Item	Results
WBC	4800
RBC	425
Hb	12.4
Ht	40.0
MCV	94
MCH	29.2
MCHC	31.0
PLT	35.0
Reciculer	
GB	
NEUTRO	64.7
STAB	
SEG	
LYMPHOCYTE	29.1
MONO	5.2
EOSINO	0.6
BASO	0.4
A-LYMPHOCYTE	
MYELOBLAST	
PRO-MYELO	
MYELO	
META-MYELO	
EBL	
PT-TIME	
PT-Control	
PT-Activity	
PT-INR	
APTT	

SLX	－ 38.0 U/mL	21.4
TPA	－ 74.9 U/L	3未満
PSA	－ 4.00 ng/mL	
γ-Seminoprotein	－	
B2MG	0.9 － 1.9 mg/L	1.4
Span-1	－ 30 U/mL	
HCG	－ 1.0 mIU/mL	1.4
HCG-β	－	
Pepsinoge Ⅰ	70.1 － ng/mL	57.7
Pepsinoge Ⅱ	－ ng/mL	10.1
Pepsinoge Ⅰ/Ⅱ	3.1 －	5.7
Urine HCG	－ mIU/mL	2.5以下
Urine B2MG	－ 200 μg/L	66
(T/B) T-Cell	60 － %	73
Tcell Absolute	2500 － /μL	786 ↓
lymphocyte blastoid transformation	41000 － 79900 cpm	61181
Stimulation index pha/cont	250 －	237.1
Natural killer cell Activity	50 － %	70.1 ↓
c-AMP	25 － pmol/mL	20.1
Vitamin A	250 － IU	152 ↓
Vitamin D	60 － ng/mL	25.8
total homocysteine	－ 7 nmol/mL	

LD Isozyme		
Ⅰ	17.3 － 30.3 %	24.8
Ⅱ	30.0 － 39.7 %	30.4
Ⅲ	19.0 － 25.6 %	25.2
Ⅳ	6.2 － 12.3 %	9.6
Ⅴ	4.9 － 13.9 %	10.0
(VZV) IgG	－ 1.9	9.1
HBs Antigen	－ 8 ﾊﾞｲ	8未満
HBs Antibody	－ 8 倍	8未満
HBe Antibody	－ 49.9 %	
HCV Antibody 3	(－)	(－)
HCV Index	－ 0.9	0.0
HCV Core Antigen	－	
DNA Polymerase	－	
Anti-mitochondria M2 antibody	－ 19.9 倍	
Type 4 collagen	－	
Hyaluronic Acid	－ 50.0 ng/mL	51.1
PIVKA-Ⅱ	－	
ADA	8.6 － 20.5 U/L	18.0
FDP	－	
DUPAN-2	－	
D-dimer	－	
EBV vca/IgG	－	

UA	3.6
NAG	
Na	142
Cl	100
K	4.1
Ca	9.1
IP	
Mg	
Fe	44
TIBC	
UIBC	
T-Cho	
LDL-Cho	92
HDL-Cho	62
TG	63
PL	
NEFA	
β-LP	
GUL	77
Gly-Alb	15.8
HbA1c	
CRP	0.93
RA	
ASO	
T3	
T4	
TSH	
Vitamin C	

Urine Test	
Sugar	
Proteinuria	
Occult blood	
Katong	
Red blood cells	
W blood cells	
PH	
Specific Gravity	
リウマチ性多発筋痛症	

［事例3］　71歳　男性

Item	Normal Range / Unit	Results
CEA	－ 4.0 ng/mL	3.7
Ferritin M	－ 150 ng/mL	13.6
FT/Fe Ratio	1 － 2	0.26
PSTI	－	
H.S ALP	－	
Tracp-5b	－	
Pro-BNP	－ 125 pg/mL	
AFP	－ 10.0 ng/mL	
Thymidine Kinase (TK)	－ 5.0 U/L	7.0
Elastase 1 (E1)	－ 300 ng/dL	293
NSE	－ 8.0 ng/mL	
Ribonuclease	－ 90 U/mL	
CA125	－ 35.0 U/mL	
STN	－	
CA15-3	－ 8.0 ng/mL	
BCA225	－ 160 U/mL	
CA19-9	－ 37.0 U/mL	96.3 ↗
CA72-4	－ 4.0 U/mL	
NCC-ST-439 M	－ 4.5	
CYFRA	－ 3.5 ng/mL	
SCC	－ 1.5 ng/mL	

Item	Normal Range / Unit	Results
ALP Isozyme		
ALP Ⅰ	－	
ALP Ⅰ / Ⅱ Ratio	－	
APT	－	
H.S ALP Ⅲ・Ⅳ	－	

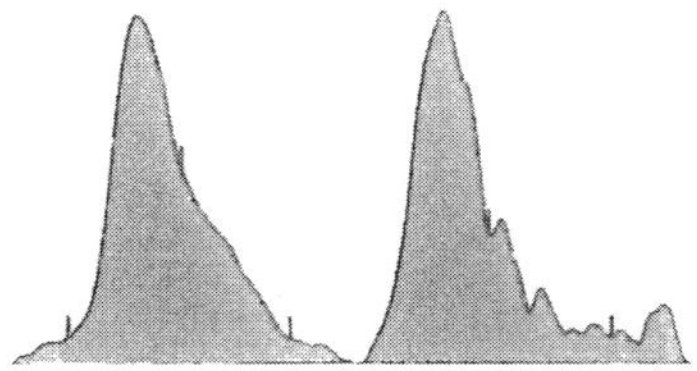

Item	Normal Range / Unit	Results
AMY Isozyme		
P	15.7 － 64.0 %	35.5
S	36.0 － 84.3 %	4.9
P/S Ratio	0.19 － 1.79	0.55
P-1	－ %	30.6
P-2	－ %	4.9
S-1	－ %	53.6
S-2	－ %	9.8
S-3	－ %	1.1
S-4	－ %	0.0

Item	Results
TP	
Protein fraction	
A/G	1.69
ALB	62.8
α1	3.1 ↗
α2	9.5
β1 / β2	11.6
γ	13.0
Sialic acid	81 ↗
TTT	
ZTT	
AST (GOT)	20
ALT (GPT)	13
LDH	193
T-BILL	0.4
D-BILL	
I-BILL	
ALP	226
γ-GTP	31
LAP	
TBA	6.7
ChE	265
CPK	
AMY	150
ACP	
BUN	22.8
CRE	2.84

Item	Results
WBC	5700
RBC	378
Hb	11.8
Ht	36.7
MCV	97
MCH	31.2
MCHC	32.2
PLT	33.6
Reciculer	
GB	
NEUTRO	58.8
STAB	
SEG	
LYMPHOCYTE	30.1
MONO	8.1
EOSINO	2.1
BASO	0.9
A-LYMPHOCYTE	
MYELOBLAST	
PRO-MYELO	
MYELO	
META-MYELO	
EBL	
PT-TIME	
PT-Control	
PT-Activity	
PT-INR	
APTT	

SLX	－ 38.0 U/mL	29.3
TPA	－ 74.9 U/L	50
PSA	－ 4.00 ng/mL	9.05 ↗
γ-Seminoprotein	－	
B2MG	0.9 － 1.9 mg/L	5.9 ↗
Span-1	－ 30 U/mL	
HCG	－ 1.0 mIU/mL	1.0以下
HCG-β	－	
Pepsinoge I	70.1 － ng/mL	239.6
Pepsinoge II	－ ng/mL	38.1
Pepsinoge I/II	3.1 －	6.3
Urine HCG	－ 2.5 mIU/mL	2.5以下
Urine B2MG	－ 200 μg/L	34199 ↗
(T/B) T-Cell	72 － %	85
Tcell Absolute	605 － 2564 /μL	1458
lymphocyte blastoid transformation	41000 － 79900 cpm	44168
Stimulation index pha/cont	250 －	262.9
Natural killer cell Activity	50 － %	75.4
c-AMP	25 － pmol/mL	28.6
Vitamin A	250 － IU	311
Vitamin D	60 － ng/mL	29.6 ↓
total homocysteine	－ 7 nmol/mL	

LD Isozyme		
I	17.3 － 30.3 %	19.4
II	30.0 － 39.7 %	34.1
III	19.0 － 25.6 %	24.8
IV	6.2 － 12.3 %	11.4
V	4.9 － 13.9 %	10.3
(VZV) IgG	－ 1.9	22.3
HBs Antigen	－ 8 ﾊﾞｲ	8未満
HBs Antibody	－ 8 倍	8未満
HBe Antibody	－ 49.9 %	
HCV Antibody 3	(－)	(－)
HCV Index	－ 0.9	0.0
HCV Core Antigen	－	
DNA Polymerase	－	
Anti-mitochondria M2 antibody	－ 19.9 倍	
Type 4 collagen	－	
Hyaluronic Acid	－ 50.0 ng/mL	35.2
PIVKA-II	－	
ADA	8.6 － 18 U/L	16.7
FDP	－	
DUPAN-2	－	
D-dimer	－	
EBV vca/IgG	－	

UA	5.8
NAG	
Na	140
Cl	104
K	4.3
Ca	8.8
IP	
Mg	
Fe	53
TIBC	
UIBC	
T-Cho	231
LDL-Cho	135
HDL-Cho	63
TG	229
PL	
NEFA	
β-LP	
GUL	86
Gly-Alb	18.8
HbA1c	6.4
CRP	0.34
RA	
ASO	
T3	
T4	
TSH	
Vitamin C	
BNP	

Urine Test	
Sugar	
Proteinuria	
Occult blood	
Katong	
Red blood cells	
W blood cells	
PH	
Specific Gravity	
TMCA判定	
左腎盂癌 尿路癌 膀胱癌	

[事例4]　75歳　男性

Item	Normal Range / Unit	Results
CEA	− 4.0 ng/mL	2.9
Ferritin M	− 150 ng/mL	69.7
FT/Fe Ratio	1 − 2	1.00
PSTI	−	
H.S ALP	−	
Tracp-5b	−	
Pro-BNP	− 125 pg/mL	
AFP	− 10.0 ng/mL	
Thymidine Kinase (TK)	− 5.0 U/L	5.0
Elastase 1 (E1)	− 300 ng/dL	75
NSE	− 8.0 ng/mL	
Ribonuclease	− 90 U/mL	
CA125	− 35.0 U/mL	
STN	− 25 U/mL	
CA15-3	− ng/mL	
BCA225	− 160 U/mL	
CA19-9	− 37.0 U/mL	2.4
CA72-4	− 4.0 U/mL	
NCC-ST-439 M	− 4.5	
CYFRA	− 3.5 ng/mL	
SCC	− 1.5 ng/mL	

Item	Normal Range / Unit	Results
ALP Isozyme		
ALP Ⅰ	−	
ALP Ⅰ / Ⅱ Ratio	−	
APT	−	
H.S ALP Ⅲ・Ⅳ	−	

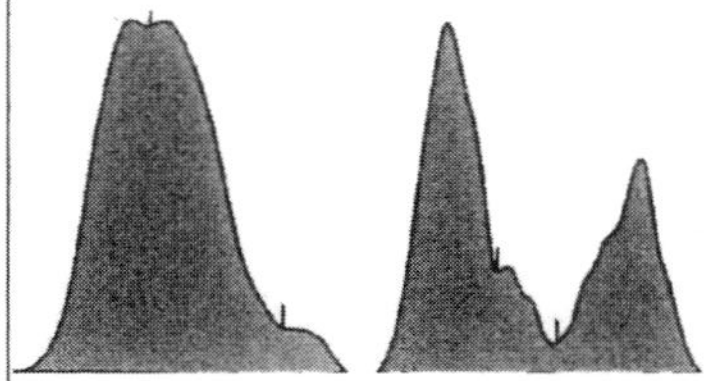

AMY Isozyme		
P	15.7 − 64.0 %	55.8
S	36.0 − 84.3 %	44.2
P/S Ratio	0.19 − 1.79	1.26
P-1	− %	55.8
P-2	− %	0.0
S-1	− %	40.1
S-2	− %	4.1
S-3	− %	0.0
S-4	− %	0.0

Item	Results
TP	
Protein fraction	
A/G	1.77
ALB	63.9
α1	2.2
α2	7.6
β1	10.6
β2	
γ	15.7
Sialic acid	60
TTT	
ZTT	
AST (GOT)	66
ALT (GPT)	46
LDH	
T-BILL	0.9
D-BILL	
I-BILL	
ALP	
γ-GTP	33
LAP	
TBA	17.2 ↑
ChE	252
CPK	
AMY	81
ACP	
BUN	18.4
CRE	0.87

Item	Results
WBC	5500
RBC	453
Hb	14.5
Ht	44.5
MCV	98
MCH	32.0
MCHC	32.6
PLT	25.4
Reciculer	
GB	
NEUTRO	56.0
STAB	
SEG	
LYMPHOCYTE	34.3
MONO	7.4
EOSINO	1.8
BASO	0.5
A-LYMPHOCYTE	
MYELOBLAST	
PRO-MYELO	
MYELO	
META-MYELO	
EBL	
PT-TIME	
PT-Control	
PT-Activity	
PT-INR	
APTT	

SLX	− 38.0 U/mL	34.4
TPA	− 74.9 U/L	42
PSA	− 4.00 ng/mL	0.759
γ-Seminoprotein	−	
B2MG	0.9 − 1.9 mg/L	2.2 ↗
Span-1	− 30 U/mL	
HCG	− 1.0 mIU/mL	1.0以下
HCG-β	−	
Pepsinoge I	70.1 − ng/mL	56.4
Pepsinoge II	− ng/mL	21.8
Pepsinoge I/II	3.1 −	2.6
Urine HCG	− 2.5 mIU/mL	2.5以下
Urine B2MG	− 200 μg/L	50未満
(T/B) T-Cell	72 − %	76
Tcell Absolute	605 − 2564 /μL	1433
lymphocyte blastoid transformation	41000 −79900 cpm	47354
Stimulation index pha/cont	250 −	288.7
Natural killer cell Activity	50 − %	88.4
c-AMP	25 − pmol/mL	21.9
Vitamin A	250 − IU	171 ↓
Vitamin D	60 − ng/mL	34.3
total homocysteine	− 7 nmol/mL	

LD Isozyme		
I	17.3 − 30.3 %	19.7
II	30.0 − 39.7 %	33.1
III	19.0 − 25.6 %	20.3
IV	6.2 − 12.3 %	9.6
V	4.9 − 13.9 %	17.3
(VZV) IgG	− 1.9	31.2
HBs Antigen	− 8 バイ	
HBs Antibody	− 8 倍	8未満
HBe Antibody	− 49.9 %	
HCV Antibody 3	(−)	(−)
HCV Index	− 0.9	0.0
HCV Core Antigen	−	
DNA Polymerase	−	
Anti-mitochondria M2 antibody	− 19.9 倍	
Type 4 collagen	−	
Hyaluronic Acid	− 50.0 ng/mL	277
PIVKA-II	−	
ADA	8.6 − 18 U/L	23.0 ↗
FDP	−	
DUPAN-2	0 − 150 U/mL	
D-dimer	−	
EBV vca/IgG	−	

UA	6.7
NAG	
Na	143
Cl	102
K	3.2
Ca	9.4
IP	
Mg	
Fe	70
TIBC	
UIBC	
T-Cho	215
LDL-Cho	141
HDL-Cho	50
TG	55
PL	
NEFA	
β-LP	
GUL	129
Gly-Alb	13.9
HbA1c	5.2
CRP	0.18
RA	
ASO	
T3	
T4	
TSH	
Vitamin C	
BNP	

Urine Test	
Sugar	
Proteinuria	
Occult blood	
Katong	
Red blood cells	
W blood cells	
PH	
Specific Gravity	
TMCA判定	モニタ

膀胱癌
高血圧
狭心症

20本×30年(タバコ)
から 年

[事例5]　73歳　男性

Item	Normal Range / Unit	Results
CEA	－ 4.0 ng/mL	3.5
Ferritin M	－ 150 ng/mL	8.1
FT/Fe Ratio	1 － 2	0.14
PSTI	－	
H.S ALP	－	
Tracp-5b	－	
Pro-BNP	－ 125 pg/mL	
AFP	－ 10.0 ng/mL	
Thymidine Kinase (TK)	－ 5.0 U/L	3.7
Elastase 1 (E1)	－ 300 ng/dL	107
NSE	－ 8.0 ng/mL	
Ribonuclease	－ 90 U/mL	
CA125	－ 35.0 U/mL	
STN	－ 30 U/mL	
CA15-3	－ 8.0 ng/mL	
BCA225	－ 160 U/mL	
CA19-9	－ 37.0 U/mL	3.2
CA72-4	－ 4.0 U/mL	
NCC-ST-439 M	－ 4.5	
CYFRA	－ 3.5 ng/mL	
SCC	－ 1.5 ng/mL	

Item	Normal Range / Unit	Results
ALP Isozyme		
ALP Ⅰ	－	
ALP Ⅰ / Ⅱ Ratio	－	
APT	－	
H.S ALP Ⅲ・Ⅳ	－	

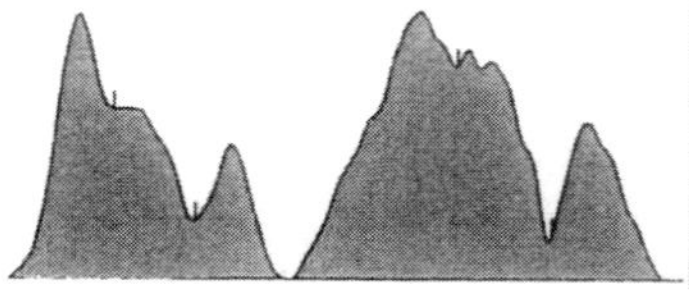

Item	Normal Range / Unit	Results
AMY Isozyme		
P	15.7 － 64.0 %	30.5
S	36.0 － 84.3 %	69.5
P/S Ratio	0.19 － 1.79	0.44
P-1	－ %	30.5
P-2	－ %	0.0
S-1	－ %	59.3
S-2	－ %	9.5
S-3	－ %	0.7
S-4	－ %	0.0

Item	Results
TP	
Protein fraction	
A/G	1.94
ALB	66.0
α1	2.5
α2	8.5
β1	9.0
β2	
γ	14.0
Sialic acid	63
TTT	
ZTT	
AST (GOT)	19
ALT (GPT)	11
LDH	
T-BILL	0.6
D-BILL	
I-BILL	
ALP	
γ-GTP	11
LAP	
TBA	9.1
ChE	216
CPK	
AMY	110
ACP	
BUN	22.4
CRE	1.30

Item	Results
WBC	5000
RBC	343
Hb	10.4
Ht	32.3
MCV	94
MCH	30.3
MCHC	32.2
PLT	19.3
Reciculer	
GB	
NEUTRO	63.4
STAB	
SEG	
LYMPHOCYTE	26.0
MONO	6.2
EOSINO	3.4
BASO	1.0
A-LYMPHOCYTE	
MYELOBLAST	
PRO-MYELO	
MYELO	
META-MYELO	
EBL	
PT-TIME	
PT-Control	
PT-Activity	
PT-INR	
APTT	

SLX	－ 38.0 U/mL	30.0
TPA	－ 74.9 U/L	11
PSA	－ 4.00 ng/mL	9.21 ↗
γ-Seminoprotein	－	
B2MG	0.9 － 1.9 mg/L	1.8
Span-1	－ 30 U/mL	
HCG	－ 1.0 mIU/mL	1.0以下
HCG-β	－	
Pepsinoge I	70.1 － ng/mL	35.9
Pepsinoge II	－ ng/mL	11.8
Pepsinoge I/II	3.1 －	3.0
Urine HCG	－ 2.5 mIU/mL	2.5以下
Urine B2MG	－ 200 μg/L	348 ↗
(T/B) T-Cell	72 － %	73
Tcell Absolute	605 － 2564 /μL	949 ↓
lymphocyte blastoid transformation	41000 －79900 cpm	51407
Stimulation index pha/cont	250 －	162.2 ↓
Natural killer cell Activity	50 － %	36.2 ↓
c-AMP	25 － pmol/mL	17.6 ↓
Vitamin A	250 － IU	230
Vitamin D	60 － ng/mL	34.2 ↓
total homocysteine	－ 7 nmol/mL	

LD Isozyme		
I	17.3 － 30.3 %	19.5
II	30.0 － 39.7 %	28.1
III	19.0 － 25.6 %	29.2
IV	6.2 － 12.3 %	13.0
V	4.9 － 13.9 %	10.2
(VZV) IgG	－ 1.9	15.5
HBs Antigen	－ 8 バイ	
HBs Antibody	－ 8 倍	8未満
HBe Antibody	－ 49.9 %	
HCV Antibody 3	(－)	(－)
HCV Index	－ 0.9	0.0
HCV Core Antigen	－	
DNA Polymerase	－	
Anti-mitochondria M2 antibody	－ 19.9 倍	
Type 4 collagen	－	
Hyaluronic Acid	－ 50.0 ng/mL	16.8
PIVKA-II	－	
ADA	8.6 － 18 U/L	14.3
FDP	－	
DUPAN-2	0 － 150 U/mL	
D-dimer	－	
EBV vca/IgG	－	

UA	7.3
NAG	
Na	142
Cl	104
K	4.3
Ca	8.6
IP	
Mg	
Fe	56
TIBC	
UIBC	
T-Cho	186
LDL-Cho	93
HDL-Cho	70
TG	100
PL	
NEFA	
β-LP	
GUL	114
Gly-Alb	17.3
HbA1c	5.6
CRP	0.10
RA	
ASO	
T3	
T4	
TSH	
Vitamin C	
BNP	

Urine Test	
Sugar	
Proteinuria	
Occult blood	
Katong	
Red blood cells	
W blood cells	
PH	
Specific Gravity	
TMCA判定	
慢性骨髄性白血病	

[事例6]　77歳　女性

Item	Normal Range / Unit	Results
CEA	− 4.0 ng/mL	2.6
Ferritin F	− 100 ng/mL	95.5
FT/Fe Ratio	1 − 2	0.84
PSTI	−	
H.S ALP	−	
Tracp-5b	−	
Pro-BNP	− 125 pg/mL	
AFP	− 10.0 ng/mL	
Thymidine Kinase (TK)	− 5.0 U/L	7.2
Elastase 1 (E1)	− 300 ng/dL	111
NSE	− 8.0 ng/mL	12.3 ↗
Ribonuclease	− 90 U/mL	
CA125	− 35.0 U/mL	9.3
STN	− 25 U/mL	
CA15-3	− ng/mL	
BCA225	− 160 U/mL	
CA19-9	− 37.0 U/mL	2.0未満
CA72-4	− 4.0 U/mL	1.7
NCC-ST-439 F	− 7.0	
CYFRA	− 3.5 ng/mL	
SCC	− 1.5 ng/mL	

Item	Normal Range / Unit	Results
ALP Isozyme		
ALP Ⅰ	−	
ALP Ⅰ / Ⅱ Ratio	−	
APT	−	
H.S ALP Ⅲ・Ⅳ	−	

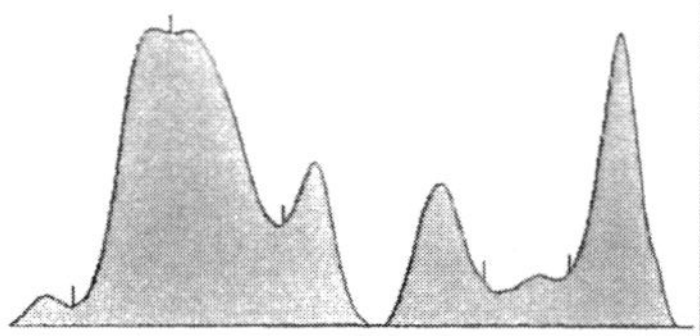

AMY Isozyme		
P	15.7 − 64.0 %	51.2
S	36.0 − 84.3 %	48.8
P/S Ratio	0.19 − 1.79	1.05
P-1	− %	51.2
P-2	− %	0.0
S-1	− %	42.9
S-2	− %	5.9
S-3	− %	0.0
S-4	− %	0.0

Item	Results
TP	
Protein fraction	
A/G	1.67
ALB	62.6
α 1	2.6
α 2	8.0
β 1	10.8
β 2	
γ	16.0
Sialic acid	68 ↗
TTT	
ZTT	
AST(GOT)	22
ALT(GPT)	15
LDH	183
T-BILL	0.6
D-BILL	
I-BILL	
ALP	147 ↗
γ-GTP	63 ↗
LAP	
TBA	7.4
ChE	349
CPK	
AMY	49
ACP	
BUN	15.3
CRE	0.56

Item	Results
WBC	5300
RBC	454
Hb	13.0
Ht	41.5
MCV	91
MCH	28.6
MCHC	31.3
PLT	30.1
Reciculer	
GB	
NEUTRO	58.2
STAB	
SEG	
LYMPHOCYTE	32.0
MONO	6.1
EOSINO	2.8
BASO	0.9
A-LYMPHOCYTE	
MYELOBLAST	
PRO-MYELO	
MYELO	
META-MYELO	
EBL	
PT-TIME	
PT-Control	
PT-Activity	
PT-INR	
APTT	

SLX	− 38.0 U/mL	30.3
TPA	− 74.9 U/L	10
PSA	− 4.00 ng/mL	
γ-Seminoprotein	−	
B2MG	0.9 − 1.9 mg/L	2.0 ↗
Span-1	− 30 U/mL	
HCG	− 1.0 mIU/mL	1.0以下
HCG-β	−	
Pepsinoge I	70.1 − ng/mL	46.9
Pepsinoge II	− ng/mL	27.5
Pepsinoge I / II	3.1 −	1.7
Urine HCG	− mIU/mL	2.5以下
Urine B2MG	− 200 μg/L	83
(T/B) T-Cell	72 − %	87
Tcell Absolute	2500 − /μL	1475
lymphocyte blastoid transformation	41000 − 79900 cpm	54961
Stimulation index pha/cont	250 −	119.7
Natural killer cell Activity	50 − %	14.4
c-AMP	25 − pmol/mL	20.8
Vitamin A	250 − IU	203
Vitamin D	60 − ng/mL	16.4
total homocysteine	− 7 nmol/mL	

LD Isozyme		
I	17.3 − 30.3 %	18.9
II	30.0 − 39.7 %	32.2
III	19.0 − 25.6 %	25.9
IV	6.2 − 12.3 %	10.9
V	4.9 − 13.9 %	12.1 ↗
(VZV) IgG	− 1.9	12.7
HBs Antigen	− 8 ﾊﾞｲ	
HBs Antibody	− 8 倍	8未満
HBe Antibody	− 49.9 %	
HCV Antibody 3	(−)	
HCV Index	− 0.9	
HCV Core Antigen	−	
DNA Polymerase	−	
Anti-mitochondria M2 antibody	− 19.9 倍	
Type 4 collagen	−	
Hyaluronic Acid	− 50.0 ng/mL	30.5
PIVKA-II	−	
ADA	8.6 − 18 U/L	21.0 ↗
FDP	−	
DUPAN-2	0 − 150 U/mL	
D-dimer	−	
EBV vca/IgG	−	

UA	5.3
NAG	
Na	139
Cl	102
K	4.2
Ca	9.0
IP	
Mg	
Fe	114
TIBC	
UIBC	
T-Cho	235
LDL-Cho	145
HDL-Cho	50
TG	241
PL	
NEFA	
β-LP	
GUL	97
Gly-Alb	14.1
HbA1c	5.6
CRP	0.05
RA	
ASO	
T3	
T4	
TSH	
Vitamin C	
BNP	

Urine Test	
Sugar	
Proteinuria	
Occult blood	
Katong	
Red blood cells	
W blood cells	
PH	
Specific Gravity	
TMCA判定	

高血圧
脳腫瘍
大腸ガン

[事例7]　63歳　男性

Item	Normal Range / Unit	Results
CEA	− 4.0 ng/mL	1.1
Ferritin M	− 150 ng/mL	20.9
FT/Fe Ratio	1 − 2	0.19
PSTI	−	
H.S ALP	−	
Tracp-5b	−	
Pro-BNP	− 125 pg/mL	
AFP	− 10.0 ng/mL	
Thymidine Kinase (TK)	− 5.0 U/L	6.2
Elastase 1 (E1)	− 300 ng/dL	244
NSE	− 8.0 ng/mL	
Ribonuclease	− 90 U/mL	
CA125	− 35.0 U/mL	
STN	−	
CA15-3	− 8.0 ng/mL	
BCA225	− 160 U/mL	
CA19-9	− 37.0 U/mL	4.8
CA72-4	− 4.0 U/mL	
NCC-ST-439 M	− 4.5	
CYFRA	− 3.5 ng/mL	
SCC	− 1.5 ng/mL	

Item	Normal Range / Unit	Results
ALP Isozyme		
ALP Ⅰ	−	
ALP Ⅰ/Ⅱ Ratio	−	
APT	−	
H.S ALP Ⅲ・Ⅳ	−	

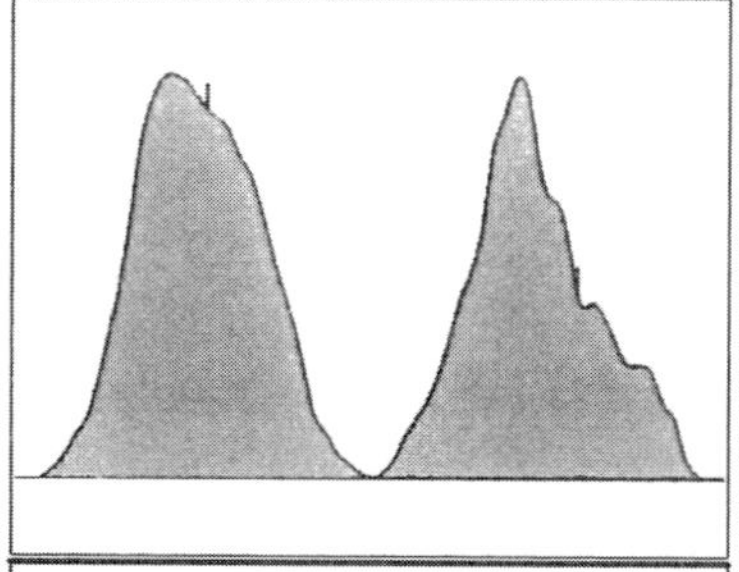

AMY Isozyme		
P	15.7 − 64.0 %	56.2
S	36.0 − 84.3 %	6.3
P/S Ratio	0.19 − 1.79	1.28
P-1	− %	49.9
P-2	− %	6.3
S-1	− %	39.1
S-2	− %	4.7
S-3	− %	0.0
S-4	− %	0.0

Item	Results
TP	
Protein fraction	
A/G	1.42
ALB	58.7
α1	2.7
α2	8.8
β1	11.7
β2	
γ	18.1
Sialic acid	64
TTT	
ZTT	
AST(GOT)	16
ALT(GPT)	15
LDH	173
T-BILL	0.9
D-BILL	
I-BILL	
ALP	156
γ-GTP	18
LAP	
TBA	3.6
ChE	414
CPK	
AMY	136
ACP	
BUN	13.8
CRE	0.77

Item	Results
WBC	4600
RBC	446
Hb	14.6
Ht	45.2
MCV	101
MCH	32.7
MCHC	32.3
PLT	25.7
Reciculer	
GB	
NEUTRO	44.2
STAB	
SEG	
LYMPHOCYTE	46.5
MONO	5.7
EOSINO	2.9
BASO	0.7
A-LYMPHOCYTE	
MYELOBLAST	
PRO-MYELO	
MYELO	
META-MYELO	
EBL	
PT-TIME	
PT-Control	
PT-Activity	
PT-INR	
APTT	

SLX	－ 38.0 U/mL	27.5
TPA	－ 74.9 U/L	4
PSA	－ 4.00 ng/mL	0.541
γ-Seminoprotein	－	
B2MG	0.9 － 1.9 mg/L	1.5
Span-1	－ 30 U/mL	
HCG	－ 1.0 mIU/mL	1.0以下
HCG-β	－	
Pepsinoge Ⅰ	70.1 － ng/mL	50.6
Pepsinoge Ⅱ	－ ng/mL	9.6
Pepsinoge Ⅰ/Ⅱ	3.1 －	5.3
Urine HCG	－ 2.5 mIU/mL	2.5以下
Urine B2MG	－ 200 μg/L	218 ↗
(T/B) T-Cell	60 － %	86
Tcell Absolute	2500 － /μL	1839
lymphocyte blastoid transformation	41000 － 79900 cpm	55742
Stimulation index pha/cont	250 －	277.3
Natural killer cell Activity	50 － %	37.9
c-AMP	25 － pmol/mL	21.5
Vitamin A	250 － IU	207
Vitamin D	60 － ng/mL	32.2
total homocysteine	－ 7 nmol/mL	

LD Isozyme		
Ⅰ	17.3 － 30.3 %	21.2
Ⅱ	30.0 － 39.7 %	33.6
Ⅲ	19.0 － 25.6 %	23.7
Ⅳ	6.2 － 12.3 %	10.6
Ⅴ	4.9 － 13.9 %	10.9
(VZV) IgG	－ 1.9	28.9
HBs Antigen	－ 8 ﾊﾞｲ	8未満
HBs Antibody	－ 8 倍	8未満
HBe Antibody	－ 49.9 %	
HCV Antibody 3	(－)	(－)
HCV Index	－ 0.9	0.0
HCV Core Antigen	－	
DNA Polymerase	－	
Anti-mitochondria M2 antibody	－ 19.9 倍	
Type 4 collagen	－	
Hyaluronic Acid	－ 50.0 ng/mL	25.6
PIVKA-Ⅱ	－	
ADA	8.6 － 18 U/L	23.3 ↗
FDP	－	
DUPAN-2	－	
D-dimer	－	
EBV vca/IgG	－	

UA	6.8
NAG	
Na	143
Cl	102
K	4.2
Ca	9.0
IP	
Mg	
Fe	109
TIBC	
UIBC	
T-Cho	244
LDL-Cho	167
HDL-Cho	57
TG	152
PL	
NEFA	
β-LP	
GUL	94
Gly-Alb	11.4
HbA1c	5.3
CRP	0.05
RA	
ASO	
T3	
T4	
TSH	
Vitamin C	
BNP	

Urine Test	
Sugar	
Proteinuria	
Occult blood	
Katong	
Red blood cells	
W blood cells	
PH	
Specific Gravity	
TMCA判定	
血痰	

[事例8]　52歳　男性

Item	Normal Range / Unit	Results
CEA	– 4.0 ng/mL	1.0
Ferritin M	– 150 ng/mL	121
FT/Fe Ratio	1 – 2	1.2
PSTI	–	
H.S ALP	–	
Tracp-5b	–	
Pro-BNP	– 125 pg/mL	
AFP	– 10.0 ng/mL	
Thymidine Kinase (TK)	– 5.0 U/L	3.5
Elastase 1 (E1)	– 300 ng/dL	81
NSE	– 8.0 ng/mL	
Ribonuclease	– 90 U/mL	
CA125	– 35.0 U/mL	
STN	–	
CA15-3	– 8.0 ng/mL	
BCA225	– 160 U/mL	
CA19-9	– 37.0 U/mL	2.0未満
CA72-4	– 4.0 U/mL	
NCC-ST-439 M	– 4.5	
CYFRA	– 3.5 ng/mL	
SCC	– 1.5 ng/mL	

Item	Normal Range / Unit	Results
ALP Isozyme		
ALP Ⅰ	–	
ALP Ⅰ / Ⅱ Ratio	–	
APT	–	
H.S ALP Ⅲ・Ⅳ	–	

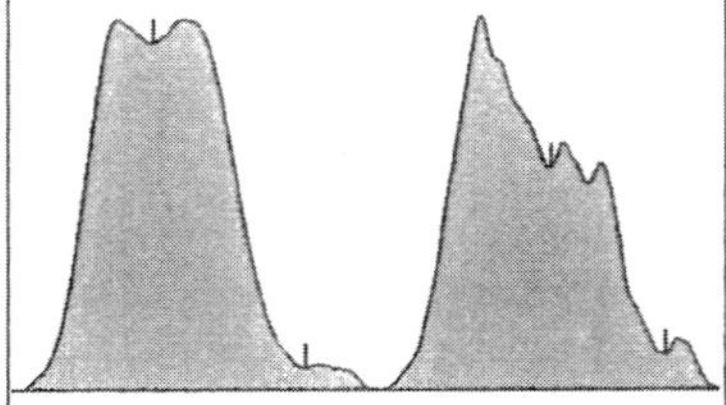

Item	Normal Range / Unit	Results
AMY Isozyme		
P	15.7 – 64.0 %	18.0
S	36.0 – 84.3 %	8.2
P/S Ratio	0.19 – 1.79	0.22
P-1	– %	9.8
P-2	– %	8.2
S-1	– %	64.8
S-2	– %	15.2
S-3	– %	2.0
S-4	– %	0.0

Item	Results
TP	
Protein fraction	
A/G	1.75
ALB	63.6
α 1	2.5
α 2	7.1
β 1	10.7
β 2	
γ	16.1
Sialic acid	52
TTT	
ZTT	
AST (GOT)	18
ALT (GPT)	12
LDH	173
T-BILL	0.9
D-BILL	
I-BILL	
ALP	247
γ-GTP	12
LAP	
TBA	11.4
ChE	288
CPK	
AMY	199
ACP	
BUN	17.4
CRE	0.94

Item	Results
WBC	3200
RBC	439
Hb	14.2
Ht	42.7
MCV	97
MCH	32.3
MCHC	33.3
PLT	15.1
Reciculer	
GB	
NEUTRO	63.0
STAB	
SEG	
LYMPHOCYTE	26.1
MONO	5.9
EOSINO	4.7
BASO	0.3
A-LYMPHOCYTE	
MYELOBLAST	
PRO-MYELO	
MYELO	
META-MYELO	
EBL	
PT-TIME	
PT-Control	
PT-Activity	
PT-INR	
APTT	

SLX	– 38.0 U/mL	26.7
TPA	– 74.9 U/L	3未満
PSA	– 4.00 ng/mL	0.126
γ-Seminoprotein	–	
B2MG	0.9 – 1.9 mg/L	1.3
Span-1	– 30 U/mL	
HCG	– 1.0 mIU/mL	1.0以下
HCG-β	–	
Pepsinoge I	70.1 – ng/mL	160.2
Pepsinoge II	– ng/mL	24.6
Pepsinoge I / II	3.1 –	6.5
Urine HCG	– 2.5 mIU/mL	2.5以下
Urine B2MG	– 200 μg/L	132
(T/B) T-Cell	60 – %	72
Tcell Absolute	2500 – /μL	601
lymphocyte blastoid transformation	41000 – 79900 cpm	53785
Stimulation index pha/cont	250 –	322.1
Natural killer cell Activity	50 – %	33.7
c-AMP	25 – pmol/mL	16.5
Vitamin A	250 – IU	179
Vitamin D	60 – ng/mL	23.0
total homocysteine	– 7 nmol/mL	

LD Isozyme		
I	17.3 – 30.3 %	26.7
II	30.0 – 39.7 %	36.1
III	19.0 – 25.6 %	21.0
IV	6.2 – 12.3 %	9.2
V	4.9 – 13.9 %	7.0
(VZV) IgG	– 1.9	41.3
HBs Antigen	– 8 ﾊﾞｲ	8未満
HBs Antibody	– 8 倍	8未満
HBe Antibody	– 49.9 %	
HCV Antibody 3	(–)	(–)
HCV Index	– 0.9	0.0
HCV Core Antigen	–	
DNA Polymerase	–	
Anti-mitochondria M2 antibody	– 19.9 倍	
Type 4 collagen	–	
Hyaluronic Acid	– 50.0 ng/mL	57.6
PIVKA-II	–	
ADA	8.6 – 18 U/L	15.5
FDP	–	
DUPAN-2	–	
D-dimer	–	
EBV vca/IgG	–	

UA	6.1
NAG	
Na	142
Cl	101
K	3.5
Ca	9.1
IP	
Mg	
Fe	104
TIBC	
UIBC	
T-Cho	
LDL-Cho	83
HDL-Cho	62
TG	52
PL	
NEFA	
β-LP	
GUL	79
Gly-Alb	16.1
HbA1c	4.8
CRP	0.03
RA	
ASO	
T3	
T4	
TSH	
Vitamin C	
BNP	

Urine Test	
Sugar	
Proteinuria	
Occult blood	
Katong	
Red blood cells	
W blood cells	
PH	
Specific Gravity	
TMCA判定	

逆流性食道炎

[事例9]　47歳　女性

Item	Normal Range / Unit	Results
CEA	− 4.0 ng/mL	1.6
Ferritin F	− 275 ng/mL	11.3
FT/Fe Ratio	1 − 2	0.1
PSTI	−	
H.S ALP	−	
Tracp-5b	−	
Pro-BNP	− 125 pg/mL	
AFP	− 10.0 ng/mL	
Thymidine Kinase (TK)	− 5.0 U/L	5.9 ↗
Elastase 1 (E1)	− 300 ng/dL	107
NSE	− 16.3 ng/mL	
Ribonuclease	− 90 U/mL	
CA125	− 35.0 U/mL	
STN	−	25.1
CA15-3	− 16.3 ng/mL	6.6
BCA225	− 160 U/mL	33.9
CA19-9	− 37.0 U/mL	6.9
CA72-4	− 8.0 U/mL	
NCC-ST-439 F	− 7.0	
CYFRA	− 3.5 ng/mL	
SCC	− 2.5 ng/mL	

Item	Normal Range / Unit	Results
ALP Isozyme		
ALP I	−	
ALP I / II Ratio	−	
APT	−	
H.S ALP III・IV	−	

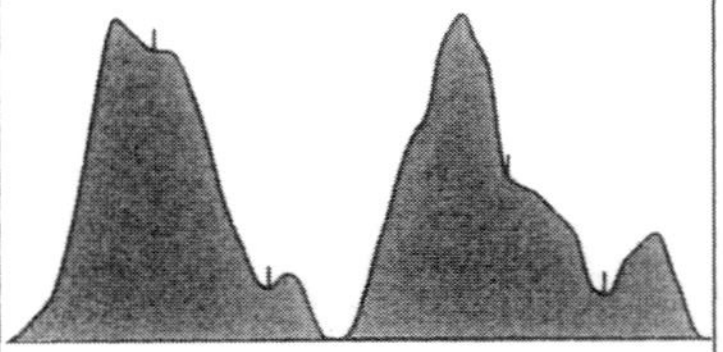

AMY Isozyme		
P	15.7 − 64.0 %	48.7
S	36.0 − 84.3 %	0.0
P/S Ratio	0.19 − 1.79	0.95
P-1	− %	48.7
P-2	− %	0.0
S-1	− %	46.3
S-2	− %	5.0
S-3	− %	0.0
S-4	− %	0.0

Item	Results
TP	
Protein fraction	
A/G	1.92
ALB	65.8
α 1	2.0
α 2	7.4
β 1	8.7
β 2	
γ	16.1
Sialic acid	55
TTT	
ZTT	
AST (GOT)	17
ALT (GPT)	10
LDH	194
T-BILL	0.7
D-BILL	
I-BILL	
ALP	154
γ-GTP	10
LAP	
TBA	5.1
ChE	167
CPK	
AMY	90
ACP	
BUN	21.1
CRE	0.77

Item	Results
WBC	9700
RBC	446
Hb	13.8
Ht	41.0
MCV	92
MCH	30.9
MCHC	33.7
PLT	34.0
Reciculer	
GB	
NEUTRO	75.4
STAB	
SEG	
LYMPHOCYTE	18.5
MONO	4.5
EOSINO	1.2
BASO	0.4
A-LYMPHOCYTE	
MYELOBLAST	
PRO-MYELO	
MYELO	
META-MYELO	
EBL	
PT-TIME	
PT-Control	
PT-Activity	
PT-INR	
APTT	

SLX	－ 38.0 U/mL	33.1
TPA	－ 74.9 U/L	3未満
PSA	－ 4.00 ng/mL	
γ-Seminoprotein	－	
B2MG	0.9 － 1.9 mg/L	1.3
Span-1	－ 30 U/mL	
HCG	－ 1.0 mIU/mL	1.0以下
HCG-β	－	
Pepsinoge Ⅰ	70.1 － ng/mL	33.4
Pepsinoge Ⅱ	－ ng/mL	7.6
Pepsinoge Ⅰ/Ⅱ	3.1 －	4.4
Urine HCG	－ mIU/mL	2.5以下
Urine B2MG	－ 200 μg/L	50未満
(T/B) T-Cell	60 － %	75
Tcell Absolute	2500 － /μL	1345
lymphocyte blastoid transformation	41000 －79900 cpm	60568
Stimulation index pha/cont	250 －	198.6 ↓
Natural killer cell Activity	50 － %	31.1 ↓
c-AMP	25 － pmol/mL	20.7
Vitamin A	250 － IU	163 ↓
Vitamin D	60 － ng/mL	17.2 ↓
total homocysteine	－ 7 nmol/mL	

LD Isozyme		
Ⅰ	17.3 － 30.3 %	22.6
Ⅱ	30.0 － 39.7 %	31.0
Ⅲ	19.0 － 25.6 %	23.0
Ⅳ	6.2 － 12.3 %	12.7
Ⅴ	4.9 － 13.9 %	10.7
(VZV) IgG	－ 1.9	65.5
HBs Antigen	－ 8 バイ	8未満
HBs Antibody	－ 8 倍	8未満
HBe Antibody	－ 49.9 %	
HCV Antibody 3	(－)	(－)
HCV Index	－ 0.9	0.0
HCV Core Antigen	－	
DNA Polymerase	－	
Anti-mitochondria M2 antibody	－ 19.9 倍	
Type 4 collagen	－	
Hyaluronic Acid	－ 50.0 ng/mL	10.0未満
PIVKA-Ⅱ	－	
ADA	8.6 － 20.5 U/L	15.0
FDP	[illegible]	[illegible]
DUPAN-2	－	
D-dimer	－	
EBV vca/IgG	－	

UA	4.5
NAG	
Na	135
Cl	100
K	4.6
Ca	9.4
IP	
Mg	
Fe	116
TIBC	
UIBC	
T-Cho	
LDL-Cho	146
HDL-Cho	99
TG	70
PL	
NEFA	
β-LP	
GUL	103
Gly-Alb	15.5
HbA1c	5.5
CRP	0.03
RA	
ASO	
T3	
T4	
TSH	
Vitamin C	

Urine Test	
Sugar	
Proteinuria	
Occult blood	
Katong	
Red blood cells	
W blood cells	
PH	
Specific Gravity	
咳喘息	
乳癌疑い	

6歳3/6

[事例10]　55歳　女性

Item	Normal Range / Unit	Results
CEA	－ 4.0 ng/mL	1.0
Ferritin F	－ 100 ng/mL	61.6
FT/Fe Ratio	1 － 2	0.71
PSTI	－	
H.S ALP	－	
Tracp-5b	－	
Pro-BNP	－ 125 pg/mL	
AFP	－ 10.0 ng/mL	
Thymidine Kinase (TK)	－ 5.0 U/L	6.2 ↗
Elastase 1 (E1)	－ 300 ng/dL	51
NSE	－ 8.0 ng/mL	14.0 ↗
Ribonuclease	－ 90 U/mL	
CA125	－ 35.0 U/mL	
STN	－ 25 U/mL	
CA15-3	－ ng/mL	
BCA225	－ 160 U/mL	
CA19-9	－ 37.0 U/mL	22.1
CA72-4	－ 4.0 U/mL	
NCC-ST-439 F	－ 7.0	
CYFRA	－ 3.5 ng/mL	
SCC	－ 1.5 ng/mL	

Item	Normal Range / Unit	Results
ALP Isozyme		
ALP I	－	
ALP I / II Ratio	－	
APT	－	
H.S ALP III・IV	－	

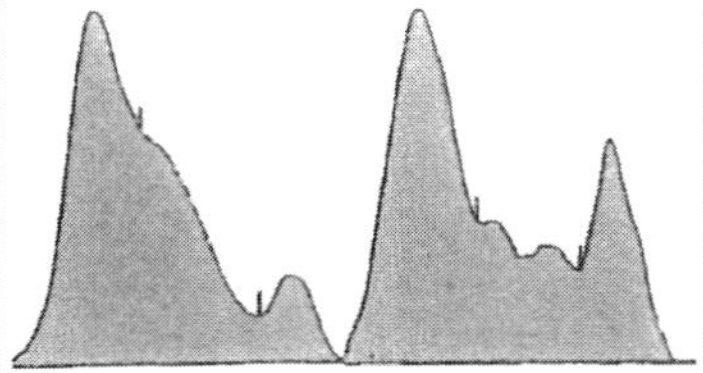

Item	Normal Range / Unit	Results
AMY Isozyme		
P	15.7 － 64.0 %	40.4
S	36.0 － 84.3 %	59.6
P/S Ratio	0.19 － 1.79	0.68
P-1	－ %	40.4
P-2	－ %	0.0
S-1	－ %	47.8
S-2	－ %	11.8
S-3	－ %	0.0
S-4	－ %	0.0

Item	Results
TP	
Protein fraction	
A/G	1.81
ALB	64.4
α1	2.4
α2	8.6
β1	9.3
β2	
γ	15.3
Sialic acid	65
TTT	
ZTT	
AST (GOT)	14
ALT (GPT)	9
LDH	162
T-BILL	0.6
D-BILL	
I-BILL	
ALP	85
γ-GTP	9
LAP	
TBA	4.4
ChE	418
CPK	
AMY	70
ACP	
BUN	17.8
CRE	0.65

Item	Results
WBC	4500
RBC	401
Hb	12.6
Ht	40.6
MCV	101
MCH	31.4
MCHC	31.0
PLT	21.5
Reciculer	
GB	
NEUTRO	65.2
STAB	
SEG	
LYMPHOCYTE	28.2
MONO	4.6
EOSINO	1.3
BASO	0.7
A-LYMPHOCYTE	
MYELOBLAST	
PRO-MYELO	
MYELO	
META-MYELO	
EBL	
PT-TIME	
PT-Control	
PT-Activity	
PT-INR	
APTT	

SLX	－ 38.0	U/mL	19.0
TPA	－ 74.9	U/L	3未満
PSA	－ 4.00	ng/mL	
γ-Seminoprotein	－		
B2MG	0.9 － 1.9	mg/L	1.5
Span-1	－ 30	U/mL	
HCG	－ 1.0	mIU/mL	6.0
HCG-β	－		
Pepsinoge Ⅰ	70.1 －	ng/mL	48.8
Pepsinoge Ⅱ	－	ng/mL	11.2
Pepsinoge Ⅰ/Ⅱ	3.1 －		4.4
Urine HCG	－	mIU/mL	2.5以下
Urine B2MG	－ 200	μg/L	76
(T/B) T-Cell	72 －	%	77
Tcell Absolute	2500 －	/μL	977
lymphocyte blastoid transformation	41000 －79900	cpm	56321
Stimulation index pha/cont	250 －		152.2
Natural killer cell Activity	50 －	%	62.4
c-AMP	25 －	pmol/mL	22.4
Vitamin A	250 －	IU	185
Vitamin D	60 －	ng/mL	17.5
total homocysteine	－ 7	nmol/mL	

LD Isozyme			
Ⅰ	17.3 － 30.3	%	20.7
Ⅱ	30.0 － 39.7	%	37.5
Ⅲ	19.0 － 25.6	%	25.5
Ⅳ	6.2 － 12.3	%	9.0
Ⅴ	4.9 － 13.9	%	7.3
(VZV) IgG	－ 1.9		8.5
HBs Antigen	－ 8	バイ	
HBs Antibody	－ 8	倍	8未満
HBe Antibody	－ 49.9	%	
HCV Antibody 3	(－)		(－)
HCV Index	－ 0.9		0.0
HCV Core Antigen	－		
DNA Polymerase	－		
Anti-mitochondria M2 antibody	－ 19.9	倍	
Type 4 collagen	－		
Hyaluronic Acid	－ 50.0	ng/mL	11.0
PIVKA-Ⅱ	－		
ADA	8.6 － 18	U/L	13.0
FDP	－		
DUPAN-2	0 － 150	U/mL	
D-dimer	－		
EBV vca/IgG	－		

UA	5.4
NAG	
Na	143
Cl	103
K	3.7
Ca	9.4
IP	
Mg	
Fe	87
TIBC	
UIBC	
T-Cho	220
LDL-Cho	134
HDL-Cho	65
TG	64
PL	
NEFA	
β-LP	
GUL	87
Gly-Alb	14.4
HbA1c	5.6
CRP	0.03
RA	
ASO	
T3	
T4	
TSH	
Vitamin C	
BNP	

Urine Test	
Sugar	
Proteinuria	
Occult blood	
Katong	
Red blood cells	
W blood cells	
PH	
Specific Gravity	
TMCA判定	
膀胱癌	
尿管癌	BCG

[事例11]　68歳　女性

Item	Normal Range / Unit	Results
CEA	− 4.0 ng/mL	5.8↑
Ferritin F	− 100 ng/mL	90.5
FT/Fe Ratio	1 − 2	1.05
PSTI	−	
H.S ALP	−	
Tracp-5b	−	
Pro-BNP	− 125 pg/mL	
AFP	− 10.0 ng/mL	
Thymidine Kinase (TK)	− 5.0 U/L	9.0↑
Elastase 1 (E1)	− 300 ng/dL	111
NSE	− 8.0 ng/mL	17.2↑
Ribonuclease	− 90 U/mL	
CA125	− 35.0 U/mL	41.4↑
STN	− 25 U/mL	31.7↑
CA15-3	− ng/mL	28.7↑
BCA225	− 160 U/mL	176.2↑
CA19-9	− 37.0 U/mL	2.3
CA72-4	− 4.0 U/mL	
NCC-ST-439 F	− 7.0	
CYFRA	− 3.5 ng/mL	
SCC	− 1.5 ng/mL	

Item	Normal Range / Unit	Results
ALP Isozyme		
ALP Ⅰ	−	
ALP Ⅰ / Ⅱ Ratio	−	
APT	−	
H.S ALP Ⅲ・Ⅳ	−	

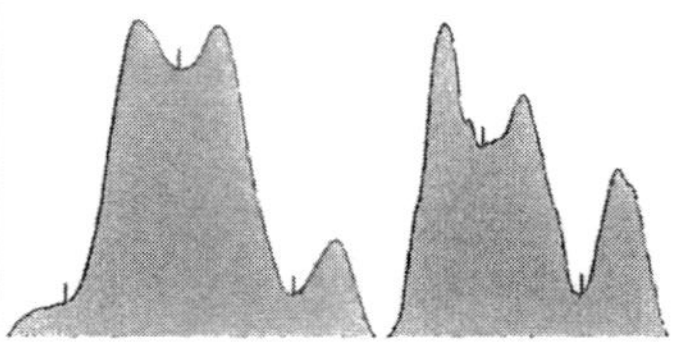

AMY Isozyme		
P	15.7 − 64.0 %	47.3
S	36.0 − 84.3 %	52.7
P/S Ratio	0.19 − 1.79	0.90
P-1	− %	47.3
P-2	− %	0.0
S-1	− %	45.0
S-2	− %	7.7
S-3	− %	0.0
S-4	− %	0.0

Item	Results
TP	
Protein fraction	
A/G	1.69
ALB	62.8
α1	2.3
α2	9.1
β1	8.6
β2	
γ	17.2
Sialic acid	69↑
TTT	
ZTT	
AST (GOT)	22
ALT (GPT)	16
LDH	180
T-BILL	0.4
D-BILL	
I-BILL	
ALP	74
γ-GTP	23
LAP	
TBA	6.3
ChE	342
CPK	
AMY	67
ACP	
BUN	10.9
CRE	0.72

Item	Results
WBC	5000
RBC	431
Hb	13.2
Ht	40.7
MCV	94
MCH	30.6
MCHC	32.4
PLT	36.2
Reciculer	
GB	
NEUTRO	67.6
STAB	
SEG	
LYMPHOCYTE	26.4
MONO	5.2
EOSINO	0.4
BASO	0.4
A-LYMPHOCYTE	
MYELOBLAST	
PRO-MYELO	
MYELO	
META-MYELO	
EBL	
PT-TIME	
PT-Control	
PT-Activity	
PT-INR	
APTT	

SLX	− 38.0 U/mL	48.0 ↑
TPA	− 74.9 U/L	62
PSA	− 4.00 ng/mL	
γ-Seminoprotein	−	
B2MG	0.9 − 1.9 mg/L	1.6
Span-1	− 30 U/mL	
HCG	− 1.0 mIU/mL	1.9
HCG-β	−	
Pepsinoge Ⅰ	70.1 − ng/mL	23.4
Pepsinoge Ⅱ	− ng/mL	10.0
Pepsinoge Ⅰ/Ⅱ	3.1 −	2.3
Urine HCG	− mIU/mL	2.5以下
Urine B2MG	− 200 μg/L	143
(T/B) T-Cell	72 − %	79
Tcell Absolute	2500 − /μL	1042 ↓
lymphocyte blastoid transformation	41000 − 79900 cpm	38332
Stimulation index pha/cont	250 −	121.3 ↓
Natural killer cell Activity	50 − %	51.4
c-AMP	25 − pmol/mL	18.4 ↓
Vitamin A	250 − IU	123 ↓
Vitamin D	60 − ng/mL	13.3 ↓
total homocysteine	− 7 nmol/mL	10.3

LD Isozyme		
Ⅰ	17.3 − 30.3 %	18.6
Ⅱ	30.0 − 39.7 %	33.9
Ⅲ	19.0 − 25.6 %	24.8
Ⅳ	6.2 − 12.3 %	9.7
Ⅴ	4.9 − 13.9 %	13.0
(VZV) IgG	− 1.9	55.3 ↑
HBs Antigen	− 8 バイ	
HBs Antibody	− 8 倍	8未満
HBe Antibody	− 49.9 %	
HCV Antibody 3	(−)	
HCV Index	− 0.9	
HCV Core Antigen	−	
DNA Polymerase	−	
Anti-mitochondria M2 antibody	− 19.9 倍	
Type 4 collagen	−	
Hyaluronic Acid	− 50.0 ng/mL	28.2
PIVKA-Ⅱ	−	
ADA	8.6 − 18 U/L	19.3 ↑
FDP	−	
DUPAN-2	0 − 150 U/mL	
D-dimer	−	
EBV vca/IgG	−	

UA	4.9
NAG	
Na	141
Cl	100
K	4.0
Ca	9.5
IP	
Mg	
Fe	86
TIBC	
UIBC	
T-Cho	288
LDL-Cho	190
HDL-Cho	63
TG	106
PL	
NEFA	
β-LP	
GUL	108
Gly-Alb	14.0
HbA1c	5.7
CRP	0.34
RA	
ASO	
T3	
T4	
TSH	
Vitamin C	
BNP	6.2

Urine Test	
Sugar	
Proteinuria	
Occult blood	
Katong	
Red blood cells	
W blood cells	
PH	
Specific Gravity	
TMCA判定	
左乳癌	
[illegible]	

[事例12]　52歳　男性

Item	Normal Range / Unit	Results
CEA	－ 4.0 ng/mL	1.0
Ferritin M	－ 150 ng/mL	228 ↗
FT/Fe Ratio	1 － 2	1.75
PSTI	－	
H.S ALP	－	
Tracp-5b	－	
Pro-BNP	－ 125 pg/mL	
AFP	－ 10.0 ng/mL	
Thymidine Kinase (TK)	－ 5.0 U/L	8.8 ↗
Elastase 1 (E1)	－ 300 ng/dL	65
NSE	－ 8.0 ng/mL	14.7 ↗
Ribonuclease	－ 90 U/mL	
CA125	－ 35.0 U/mL	
STN	－ 25 U/mL	
CA15-3	－ ng/mL	
BCA225	－ 160 U/mL	
CA19-9	－ 37.0 U/mL	2.0未満
CA72-4	－ 4.0 U/mL	
NCC-ST-439 M	－ 4.5	
CYFRA	－ 3.5 ng/mL	
SCC	－ 1.5 ng/mL	

Item	Normal Range / Unit	Results
ALP Isozyme		
ALP Ⅰ	－	
ALP Ⅰ / Ⅱ Ratio	－	
APT	－	
H.S ALP Ⅲ・Ⅳ	－	

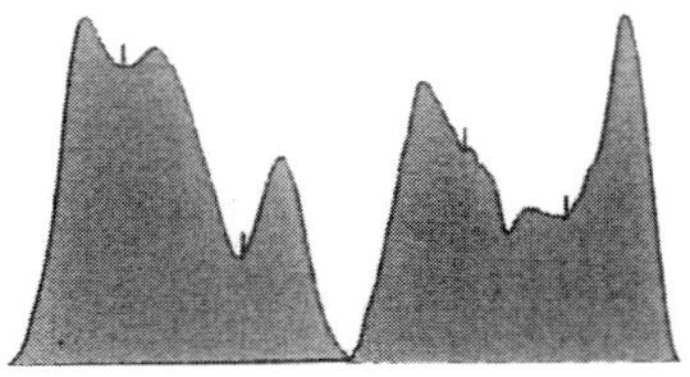

AMY Isozyme		
P	15.7 － 64.0 %	44.8
S	36.0 － 84.3 %	55.2
P/S Ratio	0.19 － 1.79	0.81
P-1	－ %	44.8
P-2	－ %	0.0
S-1	－ %	48.3
S-2	－ %	6.9
S-3	－ %	0.0
S-4	－ %	0.0

Item	Results
TP	
Protein fraction	
A/G	1.99
ALB	66.5
α1	2.2
α2	7.2
β1	8.2
β2	
γ	15.9
Sialic acid	50
TTT	
ZTT	
AST (GOT)	21
ALT (GPT)	21
LDH	180
T-BILL	0.9
D-BILL	
I-BILL	
ALP	69
γ-GTP	13
LAP	
TBA	14.6
ChE	319
CPK	
AMY	151
ACP	
BUN	15.3
CRE	0.77

Item	Results
WBC	4200
RBC	479
Hb	14.9
Ht	45.6
MCV	95
MCH	31.1
MCHC	32.7
PLT	26.6
Reciculer	
GB	
NEUTRO	46.9
STAB	
SEG	
LYMPHOCYTE	41.8
MONO	6.1
EOSINO	4.3
BASO	0.9
A-LYMPHOCYTE	
MYELOBLAST	
PRO-MYELO	
MYELO	
META-MYELO	
EBL	
PT-TIME	
PT-Control	
PT-Activity	
PT-INR	
APTT	

SLX	－ 38.0 U/mL	16.5
TPA	－ 74.9 U/L	28
PSA	－ 4.00 ng/mL	1.88
γ-Seminoprotein	－	
B2MG	0.9 － 1.9 mg/L	1.3
Span-1	－ 30 U/mL	
HCG	－ 1.0 mIU/mL	1.0以下
HCG-β	－	
Pepsinoge Ⅰ	70.1 － ng/mL	65.6
Pepsinoge Ⅱ	－ ng/mL	14.8
Pepsinoge Ⅰ/Ⅱ	3.1 －	4.4
Urine HCG	－ 2.5 mIU/mL	2.5以下
Urine B2MG	－ 200 μg/L	144
(T/B) T-Cell	72 － %	78
Tcell Absolute	2500 － /μL	1369
lymphocyte blastoid transformation	41000 － 79900 cpm	75877
Stimulation index pha/cont	250 －	147.3
Natural killer cell Activity	50 － %	37.0
c-AMP	25 － pmol/mL	17.4
Vitamin A	250 － IU	183
Vitamin D	60 － ng/mL	10.0
total homocysteine	－ 7 nmol/mL	

LD Isozyme		
Ⅰ	17.3 － 30.3 %	25.4
Ⅱ	30.0 － 39.7 %	35.5
Ⅲ	19.0 － 25.6 %	23.2
Ⅳ	6.2 － 12.3 %	9.5
Ⅴ	4.9 － 13.9 %	6.4
(VZV) IgG	－ 1.9	54.7
HBs Antigen	－ 8 ﾊﾞｲ	
HBs Antibody	－ 8 倍	8未満
HBe Antibody	－ 49.9 %	
HCV Antibody 3	(－)	(－)
HCV Index	－ 0.9	0.0
HCV Core Antigen	－	
DNA Polymerase	－	
Anti-mitochondria M2 antibody	－ 19.9 倍	
Type 4 collagen	－	
Hyaluronic Acid	－ 50.0 ng/mL	66.3
PIVKA-Ⅱ	－	
ADA	8.6 － 18 U/L	15.3
FDP	－	
DUPAN-2	0 － 150 U/mL	
D-dimer	－	
EBV vca/IgG	－	

UA	5.2
NAG	
Na	142
Cl	100
K	3.7
Ca	9.7
IP	
Mg	
Fe	130
TIBC	
UIBC	
T-Cho	253
LDL-Cho	141
HDL-Cho	62
TG	345
PL	
NEFA	
β-LP	
GUL	116
Gly-Alb	15.4
HbA1c	5.6
CRP	0.03
RA	
ASO	
T3	
T4	
TSH	
Vitamin C	
BNP	

Urine Test	
Sugar	
Proteinuria	
Occult blood	
Katong	
Red blood cells	
W blood cells	
PH	
Specific Gravity	
TMCA判定	

[事例13]　40歳　女性

Item	Normal Range / Unit	Results
CEA	－ 4.0 ng/mL	0.7
Ferritin F	－ 100 ng/mL	23.8
FT/Fe Ratio	1 － 2	0.45
PSTI	－	
H.S ALP	－	
Tracp-5b	－	157
Pro-BNP	－ 125 pg/mL	
AFP	－ 10.0 ng/mL	
Thymidine Kinase (TK)	－ 5.0 U/L	5.6
Elastase 1 (E1)	－ 300 ng/dL	83
NSE	－ 8.0 ng/mL	10.1
Ribonuclease	－ 90 U/mL	
CA125	－ 35.0 U/mL	9.6
STN	－ 25 U/mL	21.8
CA15-3	－ ng/mL	6.6
BCA225	－ 160 U/mL	33.1
CA19-9	－ 37.0 U/mL	17.1
CA72-4	－ 4.0 U/mL	1.5未満
NCC-ST-439 F	－ 7.0	
CYFRA	－ 3.5 ng/mL	
SCC	－ 1.5 ng/mL	0.8

Item	Normal Range / Unit	Results
ALP Isozyme		
ALP Ⅰ	－	
ALP Ⅰ / Ⅱ Ratio	－	
APT	－	
H.S ALP Ⅲ・Ⅳ	－	

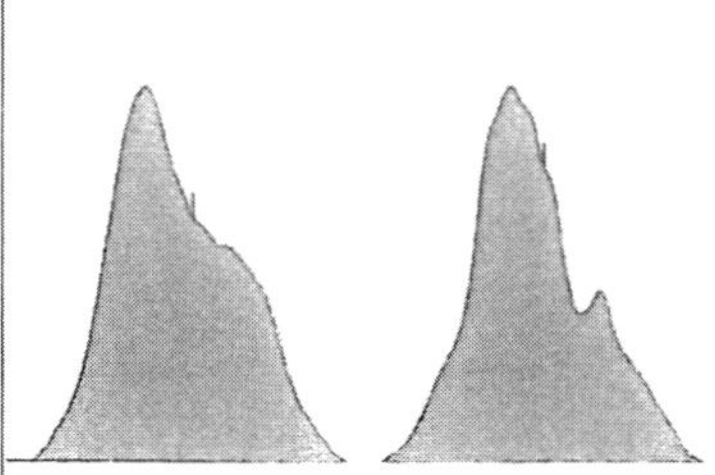

Item	Normal Range / Unit	Results
AMY Isozyme		
P	15.7 － 64.0 %	43.8
S	36.0 － 84.3 %	56.2
P/S Ratio	0.19 － 1.79	0.78
P-1	－ %	43.8
P-2	－ %	0.0
S-1	－ %	47.7
S-2	－ %	8.5
S-3	－ %	0.0
S-4	－ %	0.0

Item	Results
TP	
Protein fraction	
A/G	1.63
ALB	62.0
α 1	2.6
α 2	7.9
β 1	11.3
β 2	
γ	16.2
Sialic acid	58
TTT	
ZTT	
AST(GOT)	12
ALT(GPT)	12
LDH	168
T-BILL	0.5
D-BILL	
I-BILL	
ALP	36
γ-GTP	13
LAP	
TBA	5.8
ChE	249
CPK	
AMY	48
ACP	
BUN	11.6
CRE	0.75

Item	Results
WBC	6300
RBC	432
Hb	13.2
Ht	40.9
MCV	95
MCH	30.6
MCHC	32.3
PLT	18.8
Reciculer	
GB	
NEUTRO	63.2
STAB	
SEG	
LYMPHOCYTE	30.7
MONO	4.8
EOSINO	0.8
BASO	0.5
A-LYMPHOCYTE	
MYELOBLAST	
PRO-MYELO	
MYELO	
META-MYELO	
EBL	
PT-TIME	
PT-Control	
PT-Activity	
PT-INR	
APTT	

SLX	－ 38.0 U/mL	36.9
TPA	－ 74.9 U/L	3未満
PSA	－ 4.00 ng/mL	
γ-Seminoprotein	－	
B2MG	0.9 － 1.9 mg/L	1.3
Span-1	－ 30 U/mL	
HCG	－ 1.0 mIU/mL	1.0以下
HCG-β	－	
Pepsinoge I	70.1 － ng/mL	27.4
Pepsinoge II	－ ng/mL	5.2
Pepsinoge I/II	3.1 －	5.3
Urine HCG	－ mIU/mL	2.5以下
Urine B2MG	－ 200 μg/L	259 ↗
(T/B) T-Cell	72 － %	81
Tcell Absolute	2500 － /μL	1566 ↓
lymphocyte blastoid transformation	41000 －79900 cpm	43365
Stimulation index pha/cont	250 －	87.3 ↓
Natural killer cell Activity	50 － %	38.4 ↓
c-AMP	25 － pmol/mL	18.8 ↓
Vitamin A	250 － IU	145 ↓
Vitamin D	60 － ng/mL	13.6 ↓
total homocysteine	－ 7 nmol/mL	

LD Isozyme		
I	17.3 － 30.3 %	24.8
II	30.0 － 39.7 %	39.1
III	19.0 － 25.6 %	21.3
IV	6.2 － 12.3 %	7.0
V	4.9 － 13.9 %	7.8
(VZV) IgG	－ 1.9	7.2
HBs Antigen	－ 8 バイ	
HBs Antibody	－ 8 倍	
HBe Antibody	－ 49.9 %	
HCV Antibody 3	(－)	
HCV Index	－ 0.9	
HCV Core Antigen	－	
DNA Polymerase	－	
Anti-mitochondria M2 antibody	－ 19.9 倍	
Type 4 collagen	－	
Hyaluronic Acid	－ 50.0 ng/mL	14.2
PIVKA-II	－	
ADA	8.6 － 18 U/L	9.3
FDP	－	
DUPAN-2	0 － 150 U/mL	
D-dimer	－	
EBV vca/IgG	－	

UA	4.5
NAG	
Na	141
Cl	104
K	4.0
Ca	9.2
IP	
Mg	
Fe	53
TIBC	
UIBC	
T-Cho	167
LDL-Cho	102
HDL-Cho	44
TG	65
PL	
NEFA	
β-LP	
GUL	104
Gly-Alb	12.0
HbA1c	5.1
CRP	0.03
RA	
ASO	
T3	
T4	
TSH	
Vitamin C	
BNP	

Urine Test	
Sugar	
Proteinuria	
Occult blood	
Katong	
Red blood cells	
W blood cells	
PH	
Specific Gravity	
TMCA判定	

【現病歴】
乳癌

[事例14]　71歳　男性

Item	Normal Range / Unit	Results
CEA	− 4.0 ng/mL	1.2
Ferritin M	− 150 ng/mL	485 ↗
FT/Fe Ratio	1 − 2	8.08 ↗
PSTI	−	
H.S ALP	−	
Tracp-5b	−	
Pro-BNP	− 125 pg/mL	
AFP	− 10.0 ng/mL	
Thymidine Kinase (TK)	− 5.0 U/L	39.1 ↗
Elastase 1 (E1)	− 300 ng/dL	60
NSE	− 8.0 ng/mL	13.3 ↗
Ribonuclease	− 90 U/mL	
CA125	− 35.0 U/mL	
STN	− 25 U/mL	
CA15-3	− ng/mL	
BCA225	− 160 U/mL	
CA19-9	− 37.0 U/mL	3.8
CA72-4	− 4.0 U/mL	
NCC-ST-439 M	− 4.5	
CYFRA	− 3.5 ng/mL	
SCC	− 1.5 ng/mL	

Item	Normal Range / Unit	Results
ALP Isozyme		
ALP Ⅰ	−	
ALP Ⅰ / Ⅱ Ratio	−	
APT	−	
H.S ALP Ⅲ・Ⅳ	−	

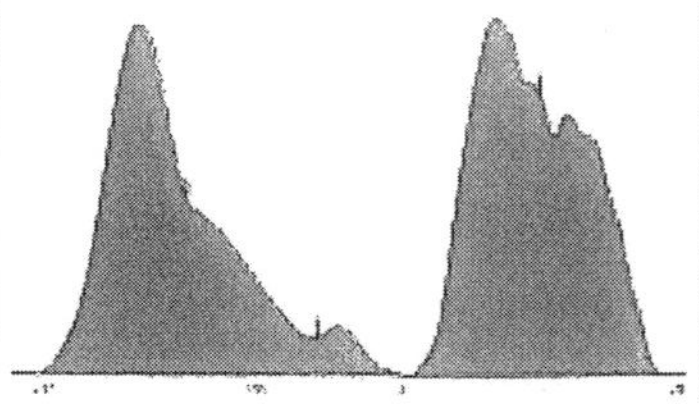

Item	Normal Range / Unit	Results
AMY Isozyme		
P	15.7 − 64.0 %	29.1
S	36.0 − 84.3 %	70.9
P/S Ratio	0.19 − 1.79	0.41
P-1	− %	29.1
P-2	− %	0.0
S-1	− %	62.0
S-2	− %	8.9
S-3	− %	0.0
S-4	− %	0.0

Item	Results
TP	
Protein fraction	
A/G	1.46
ALB	59.4
α 1	2.6
α 2	8.2
β 1	9.8
β 2	
γ	20.0
Sialic acid	67 ↗
TTT	
ZTT	
AST(GOT)	30
ALT(GPT)	23
LDH	230 ↗
T-BILL	0.6
D-BILL	
I-BILL	
ALP	64
γ-GTP	21
LAP	
TBA	10.9 ↗
ChE	240
CPK	
AMY	50
ACP	
BUN	14.2
CRE	0.90

Item	Results
WBC	5800
RBC	479
Hb	14.4
Ht	47.3
MCV	99
MCH	30.1
MCHC	30.4
PLT	22.4
Reciculer	
GB	
NEUTRO	70.0
STAB	
SEG	
LYMPHOCYTE	12.2
MONO	9.6
EOSINO	7.0
BASO	1.2
A-LYMPHOCYTE	
MYELOBLAST	
PRO-MYELO	
MYELO	
META-MYELO	
EBL	
PT-TIME	
PT-Control	
PT-Activity	
PT-INR	
APTT	

SLX	－ 38.0 U/mL	19.8
TPA	－ 74.9 U/L	3未満
PSA	－ 4.00 ng/mL	1.93
γ-Seminoprotein	－	
B2MG	0.9 － 1.9 mg/L	2.4 ↗
Span-1	－ 30 U/mL	
HCG	－ 1.0 mIU/mL	1.0以下
HCG-β	－	
Pepsinoge I	70.1 － ng/mL	31.9
Pepsinoge II	－ ng/mL	7.6
Pepsinoge I/II	3.1 －	4.2
Urine HCG	－ 2.5 mIU/mL	2.5以下
Urine B2MG	－ 200 μg/L	78
(T/B) T-Cell	72 － %	79
Tcell Absolute	2500 － /μL	559 ↓
lymphocyte blastoid transformation	41000 － 79900 cpm	45814
Stimulation index pha/cont	250 －	77.7 ↓
Natural killer cell Activity	50 － %	48.0 ↓
c-AMP	25 － pmol/mL	19.4
Vitamin A	250 － IU	133 ↓
Vitamin D	60 － ng/mL	22.0 ↓
total homocysteine	－ 7 nmol/mL	10.5

LD Isozyme		
I	17.3 － 30.3 %	23.8
II	30.0 － 39.7 %	38.3
III	19.0 － 25.6 %	24.6
IV	6.2 － 12.3 %	7.3
V	4.9 － 13.9 %	6.0
(VZV) IgG	－ 1.9	17.8
HBs Antigen	－ 8 バイ	
HBs Antibody	－ 8 倍	8未満
HBe Antibody	－ 49.9 %	
HCV Antibody 3	(－)	(－)
HCV Index	－ 0.9	0.0
HCV Core Antigen	－	
DNA Polymerase	－	
Anti-mitochondria M2 antibody	－ 19.9 倍	
Type 4 collagen	－	
Hyaluronic Acid	－ 50.0 ng/mL	41.1
PIVKA-II	－	
ADA	8.6 － 18 U/L	28.1 ↗
FDP	－	
DUPAN-2	0 － 150 U/mL	
D-dimer	－	
EBV vca/IgG	－	

UA	6.3
NAG	
Na	142
Cl	103
K	3.7
Ca	9.3
IP	
Mg	
Fe	60
TIBC	
UIBC	
T-Cho	209
LDL-Cho	120
HDL-Cho	60
TG	79
PL	
NEFA	
β-LP	
GUL	87
Gly-Alb	13.6
HbA1c	5.2
CRP	0.21
RA	
ASO	
[illegible] IL-6 ([illegible])	(23 [illegible]) ↑ (IL-4R)
T4	
TSH	
Vitamin C	
BNP	

Urine Test	
Sugar	
Proteinuria	
Occult blood	
Katong	
Red blood cells	
W blood cells	
PH	
Specific Gravity	
TMCA判定	

既往歴なし

[事例15]　78歳　女性

Item	Normal Range / Unit	Results
CEA	－ 4.0 ng/mL	1.2
Ferritin F	－ 100 ng/mL	138
FT/Fe Ratio	1 － 2	3.21
PSTI	－	
H.S ALP	－	
Tracp-5b	－	
Pro-BNP	－ 125 pg/mL	
AFP	－ 10.0 ng/mL	
Thymidine Kinase (TK)	－ 5.0 U/L	6.1
Elastase 1 (E1)	－ 300 ng/dL	164
NSE	－ 8.0 ng/mL	16.4 ↗
Ribonuclease	－ 90 U/mL	
CA125	－ 35.0 U/mL	
STN	－ 25 U/mL	
CA15-3	－ ng/mL	
BCA225	－ 160 U/mL	
CA19-9	－ 37.0 U/mL	4.8
CA72-4	－ 4.0 U/mL	
NCC-ST-439 F	－ 7.0	
CYFRA	－ 3.5 ng/mL	
SCC	－ 1.5 ng/mL	

Item	Normal Range / Unit	Results
ALP Isozyme		
ALP Ⅰ	－	
ALP Ⅰ/Ⅱ Ratio	－	
APT	－	
H.S ALP Ⅲ・Ⅳ	－	

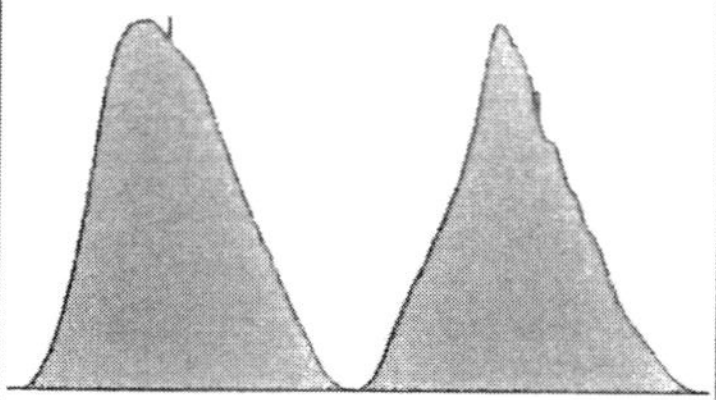

AMY Isozyme		
P	15.7 － 64.0 %	40.9
S	36.0 － 84.3 %	59.1
P/S Ratio	0.19 － 1.79	0.69
P-1	－ %	40.9
P-2	－ %	0.0
S-1	－ %	50.9
S-2	－ %	8.2
S-3	－ %	0.0
S-4	－ %	0.0

Item	Results
TP	
Protein fraction	
A/G	2.16
ALB	68.4
α1	2.1
α2	7.0
β1	8.5
β2	
γ	14.0
Sialic acid	56
TTT	
ZTT	
AST(GOT)	43
ALT(GPT)	44
LDH	338
T-BILL	0.7
D-BILL	
I-BILL	
ALP	57
γ-GTP	11
LAP	
TBA	0.8
ChE	325
CPK	
AMY	81
ACP	
BUN	15.7
CRE	0.68

Item	Results
WBC	5300
RBC	465
Hb	13.1
Ht	41.0
MCV	88
MCH	28.2
MCHC	32.0
PLT	31.2
Reciculer	
GB	
NEUTRO	53.8
STAB	
SEG	
LYMPHOCYTE	39.1
MONO	5.1
EOSINO	1.1
BASO	0.9
A-LYMPHOCYTE	
MYELOBLAST	
PRO-MYELO	
MYELO	
META-MYELO	
EBL	
PT-TIME	
PT-Control	
PT-Activity	
PT-INR	
APTT	

SLX		− 38.0	U/mL	23.6
TPA		− 74.9	U/L	17
PSA		− 4.00	ng/mL	
γ-Seminoprotein		−		
B2MG		0.9 − 1.9	mg/L	1.4
Span-1		− 30	U/mL	
HCG		− 1.0	mIU/mL	6.6
HCG-β		−		
Pepsinoge	I	70.1 −	ng/mL	42.8
	II	−	ng/mL	20.6
	I / II	3.1 −		2.1
Urine HCG		−	mIU/mL	5.1
Urine B2MG		− 200	μg/L	276
(T/B) T-Cell		72 −	%	75
Tcell Absolute		2500 −	/μL	1554
lymphocyte blastoid transformation		41000 − 79900	cpm	44387
Stimulation index pha/cont		250 −		84.1
Natural killer cell Activity		50 −	%	27.3
c-AMP		25 −	pmol/mL	16.9
Vitamin A		250 −	IU	122
Vitamin D		60 −	ng/mL	19.9
total homocysteine		− 7	nmol/mL	

LD Isozyme			
I	17.3 − 30.3	%	31.8
II	30.0 − 39.7	%	35.4
III	19.0 − 25.6	%	18.5
IV	6.2 − 12.3	%	7.7
V	4.9 − 13.9	%	6.6
(VZV) IgG	− 1.9		4.2
HBs Antigen	− 8	バイ	
HBs Antibody	− 8	倍	8未満
HBe Antibody	− 49.9	%	
HCV Antibody 3	(−)		(−)
HCV Index	− 0.9		0.0
HCV Core Antigen	−		
DNA Polymerase	−		
Anti-mitochondria M2 antibody	− 19.9	倍	
Type 4 collagen	−		
Hyaluronic Acid	− 50.0	ng/mL	51.7
PIVKA-II	−		
ADA	8.6 − 18	U/L	11.8
FDP	−		
DUPAN-2	0 − 150	U/mL	
D-dimer	−		
EBV vca/IgG	−		

UA	8.1
NAG	
Na	141
Cl	94
K	4.3
Ca	9.5
IP	
Mg	
Fe	43
TIBC	
UIBC	
T-Cho	232
LDL-Cho	116
HDL-Cho	78
TG	100
PL	
NEFA	
β-LP	
GUL	79
Gly-Alb	11.6
HbA1c	5.6
CRP	0.03
RA	
ASO	
T3	
T4	
TSH	
Vitamin C	
BNP	

Urine Test	
Sugar	
Proteinuria	
Occult blood	
Katong	
Red blood cells	
W blood cells	
PH	
Specific Gravity	
TMCA判定	

高血圧
子宮体ガン

[事例16]　52歳　女性

Item	Normal Range / Unit	Results
CEA	− 4.0 ng/mL	2.7
Ferritin F	− 100 ng/mL	10.3
FT/Fe Ratio	1 − 2	0.14
PSTI	−	
H.S ALP	−	
Tracp-5b	−	
Pro-BNP	− 125 pg/mL	
AFP	− 10.0 ng/mL	
Thymidine Kinase (TK)	− 5.0 U/L	3.8
Elastase 1 (E1)	− 300 ng/dL	59
NSE	− 8.0 ng/mL	16.4 ↗
Ribonuclease	− 90 U/mL	
CA125	− 35.0 U/mL	5.6
STN	− 25 U/mL	
CA15-3	− ng/mL	5.6
BCA225	− 160 U/mL	
CA19-9	− 37.0 U/mL	2.6
CA72-4	− 4.0 U/mL	
NCC-ST-439 F	− 7.0	
CYFRA	− 3.5 ng/mL	
SCC	− 1.5 ng/mL	

Item	Normal Range / Unit	Results
ALP Isozyme		
ALP Ⅰ	−	
ALP Ⅰ / Ⅱ Ratio	−	
APT	−	
H.S ALP Ⅲ・Ⅳ	−	

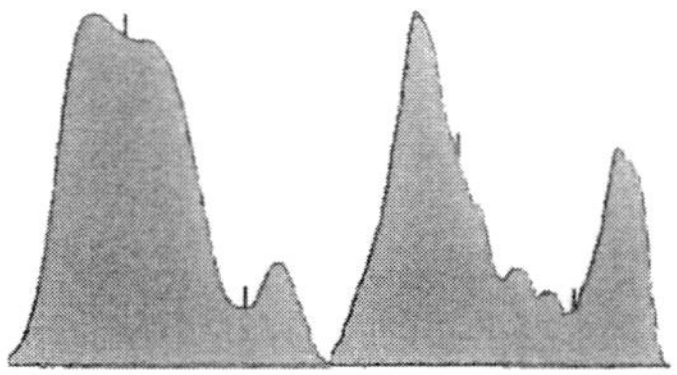

Item	Normal Range / Unit	Results
AMY Isozyme		
P	15.7 − 64.0 %	44.5
S	36.0 − 84.3 %	55.5
P/S Ratio	0.19 − 1.79	0.80
P-1	− %	44.5
P-2	− %	0.0
S-1	− %	48.1
S-2	− %	7.4
S-3	− %	0.0
S-4	− %	0.0

Item	Results
TP	
Protein fraction	
A/G	1.82
ALB	64.6
α1	1.9
α2	6.6
β1	7.6
β2	
γ	19.3
Sialic acid	54
TTT	
ZTT	
AST (GOT)	15
ALT (GPT)	9
LDH	158
T-BIL	1.5 ↗
D-BIL	
I-BIL	
ALP	64
γ-GTP	10
LAP	
TBA	1.4
ChE	226
CPK	
AMY	69
ACP	
BUN	12.7
CRE	0.55

Item	Results
WBC	3000
RBC	429
Hb	13.0
Ht	41.7
MCV	97
MCH	30.3
MCHC	31.2
PLT	19.8
Reciculer	
GB	
NEUTRO	61.0
STAB	
SEG	
LYMPHOCYTE	28.8
MONO	4.7
EOSINO	4.1
BASO	1.4
A-LYMPHOCYTE	
MYELOBLAST	
PRO-MYELO	
MYELO	
META-MYELO	
EBL	
PT-TIME	
PT-Control	
PT-Activity	
PT-INR	
APTT	

SLX		− 38.0	U/mL	19.2
TPA		− 74.9	U/L	24
PSA		− 4.00	ng/mL	
γ-Seminoprotein		−		
B2MG		0.9 − 1.9	mg/L	1.5
Span-1		− 30	U/mL	
HCG		− 1.0	mIU/mL	1.0以下
HCG-β		−		
Pepsinoge	I	70.1 −	ng/mL	42.1
	Ⅱ	−	ng/mL	8.1
	I / Ⅱ	3.1 −		5.2
Urine HCG		−	mIU/mL	2.5以下
Urine B2MG		− 200	μg/L	71
(T/B) T-Cell		72 −	%	71
Tcell Absolute		2500 −	/μL	613
lymphocyte blastoid transformation		41000 − 79900	cpm	51401
Stimulation index pha/cont		250 −		210.7
Natural killer cell Activity		50 −	%	46.7
c-AMP		25 −	pmol/mL	20.0
Vitamin A		250 −	IU	163
Vitamin D		60 −	ng/mL	19.2
total homocysteine		− 7	nmol/mL	

LD Isozyme			
Ⅰ	17.3 − 30.3	%	25.7
Ⅱ	30.0 − 39.7	%	33.1
Ⅲ	19.0 − 25.6	%	27.7
Ⅳ	6.2 − 12.3	%	6.9
Ⅴ	4.9 − 13.9	%	6.6
(VZV) IgG	− 1.9		19.4
HBs Antigen	− 8	バイ	
HBs Antibody	− 8	倍	8未満
HBe Antibody	− 49.9	%	
HCV Antibody 3	(−)		
HCV Index	− 0.9		
HCV Core Antigen	−		
DNA Polymerase	−		
Anti-mitochondria M2 antibody	− 19.9	倍	
Type 4 collagen	−		
Hyaluronic Acid	− 50.0	ng/mL	32.1
PIVKA-Ⅱ	−		
ADA	8.6 − 18	U/L	17.0
FDP	−		
DUPAN-2	0 − 150	U/mL	
D-dimer	−		
EBV vca/IgG	−		

UA	4.2
NAG	
Na	142
Cl	100
K	3.4
Ca	9.1
IP	
Mg	
Fe	74
TIBC	
UIBC	
T-Cho	174
LDL-Cho	86
HDL-Cho	69
TG	62
PL	
NEFA	
β-LP	
GLU	70
Gly-Alb	16.9
HbA1c	5.3
CRP	0.03
RA	
ASO	
T3	
T4	
TSH	
Vitamin C	
BNP	

Urine Test	
Sugar	
Proteinuria	
Occult blood	
Ketone	
Red blood cells	
W blood cells	
PH	
Specific Gravity	
TMCA判定	

子宮筋腫7年前

[事例17]　59歳　男性

Item	Normal Range / Unit	Results
CEA	− 4.0 ng/mL	21.3
Ferritin M	− 150 ng/mL	343
FT/Fe Ratio	1 − 2	4.83
PSTI	−	
H.S ALP	−	
Tracp−5b	−	
Pro−BNP	− 125 pg/mL	
AFP	− 10.0 ng/mL	
Thymidine Kinase (TK)	− 5.0 U/L	5.6
Elastase 1 (E1)	− 300 ng/dL	223
NSE	− 8.0 ng/mL	15.1
Ribonuclease	− 90 U/mL	
CA125	− 35.0 U/mL	
STN	− 25 U/mL	
CA15−3	− ng/mL	
BCA225	− 160 U/mL	
CA19−9	− 37.0 U/mL	31.7
CA72−4	− 4.0 U/mL	
NCC−ST−439 M	− 4.5	
CYFRA	− 3.5 ng/mL	
SCC	− 1.5 ng/mL	

Item	Normal Range / Unit	Results
ALP Isozyme		
ALP Ⅰ	−	
ALP Ⅰ / Ⅱ Ratio	−	
APT	−	
H.S ALP Ⅲ・Ⅳ	−	

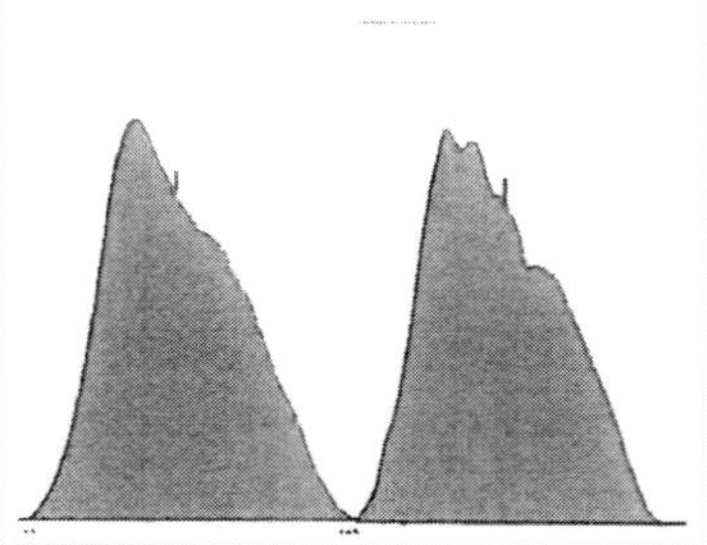

AMY Isozyme		
P	15.7 − 64.0 %	32.5
S	36.0 − 84.3 %	67.5
P/S Ratio	0.19 − 1.79	0.48
P−1	− %	32.5
P−2	− %	0.0
S−1	− %	61.8
S−2	− %	5.7
S−3	− %	0.0
S−4	− %	0.0

Item	Results
TP	
Protein fraction	
A/G	1.62
ALB	61.8
α 1	2.3
α 2	8.3
β 1	9.6
β 2	
γ	18.0
Sialic acid	76
TTT	
ZTT	
AST (GOT)	19
ALT (GPT)	15
LDH	243
T−BILL	1.0
D−BILL	
I−BILL	
ALP	52
γ−GTP	22
LAP	
TBA	1.8
ChE	249
CPK	
AMY	90
ACP	
BUN	14.5
CRE	1.09

Item	Results
WBC	8200
RBC	523
Hb	15.4
Ht	49.1
MCV	94
MCH	29.4
MCHC	31.4
PLT	29.6
Reciculer	
GB	
NEUTRO	65.5
STAB	
SEG	
LYMPHOCYTE	26.3
MONO	4.6
EOSINO	2.9
BASO	0.7
A−LYMPHOCYTE	
MYELOBLAST	
PRO−MYELO	
MYELO	
META−MYELO	
EBL	
PT−TIME	
PT−Control	
PT−Activity	
PT−INR	
APTT	

SLX	－ 38.0 U/mL	30.0
TPA	－ 74.9 U/L	41
PSA	－ 4.00 ng/mL	4.18
γ-Seminoprotein	－	
B2MG	0.9 － 1.9 mg/L	2.4
Span-1	－ 30 U/mL	
HCG	－ 1.0 mIU/mL	1.0以下
HCG-β	－	
Pepsinoge Ⅰ	70.1 － ng/mL	39.3
Pepsinoge Ⅱ	－ ng/mL	10.3
Pepsinoge Ⅰ/Ⅱ	3.1 －	3.8
Urine HCG	－ 2.5 mIU/mL	2.5以下
Urine B2MG	－ 200 μg/L	283
(T/B) T-Cell	72 － %	82
Tcell Absolute	2500 － /μL	1768
lymphocyte blastoid transformation	41000 － 79900 cpm	57839
Stimulation index pha/cont	250 －	222.5
Natural killer cell Activity	50 － %	39.8
c-AMP	25 － pmol/mL	13.9
Vitamin A	250 － IU	222
Vitamin D	60 － ng/mL	23.2
total homocysteine	－ 7 nmol/mL	

LD Isozyme		
Ⅰ	17.3 － 30.3 %	19.2
Ⅱ	30.0 － 39.7 %	31.7
Ⅲ	19.0 － 25.6 %	25.5
Ⅳ	6.2 － 12.3 %	11.9
Ⅴ	4.9 － 13.9 %	11.7
(VZV) IgG	－ 1.9	11.1
HBs Antigen	－ 8 ﾊﾞｲ	
HBs Antibody	－ 8 倍	8未満
HBe Antibody	－ 49.9 %	
HCV Antibody 3	(－)	(－)
HCV Index	－ 0.9	0.0
HCV Core Antigen	－	
DNA Polymerase	－	
Anti-mitochondria M2 antibody	－ 19.9 倍	
Type 4 collagen	－	
Hyaluronic Acid	－ 50.0 ng/mL	31.2
PIVKA-Ⅱ	－	
ADA	8.6 － 18 U/L	13.7
FDP	－	
DUPAN-2	0 － 150 U/mL	
D-dimer	－	
EBV vca/IgG	－	

UA	5.5
NAG	
Na	143
Cl	99
K	4.1
Ca	9.4
IP	
Mg	
Fe	71
TIBC	
UIBC	
T-Cho	216
LDL-Cho	129
HDL-Cho	43
TG	167
PL	
NEFA	
β-LP	
GUL	79
Gly-Alb	15.7
HbA1c	5.7
CRP	0.22
RA	
ASO	
T3	
T4	
TSH	
Vitamin C	
BNP	

Urine Test	
Sugar	
Proteinuria	
Occult blood	
Katong	
Red blood cells	
W blood cells	
PH	
Specific Gravity	
TMCA判定	

[事例18]　70歳　男性

Item	Normal Range / Unit	Results
CEA	− 4.0 ng/mL	2.3
Ferritin M	− 275 ng/mL	290
FT/Fe Ratio	1 − 2	2.4
PSTI	−	
H.S ALP	−	
Tracp−5b	−	
Pro−BNP	− 125 pg/mL	
AFP	− 10.0 ng/mL	
Thymidine Kinase (TK)	− 5.0 U/L	4.2
Elastase 1 (E1)	− 300 ng/dL	252
NSE	− 16.3 ng/mL	
Ribonuclease	− 90 U/mL	
CA125	− 35.0 U/mL	45.2 7.1→
STN	−	
CA15−3	− 16.3 ng/mL	
BCA225	− 160 U/mL	
CA19−9	− 37.0 U/mL	2.0未満
CA72−4	− 8.0 U/mL	28.8
NCC-ST-439 M	− 4.5	
CYFRA	− 3.5 ng/mL	
SCC	− 2.5 ng/mL	

Item	Normal Range / Unit	Results
ALP Isozyme		
ALP Ⅰ	−	
ALP Ⅰ/Ⅱ Ratio	−	
APT	−	
H.S ALP Ⅲ・Ⅳ	−	

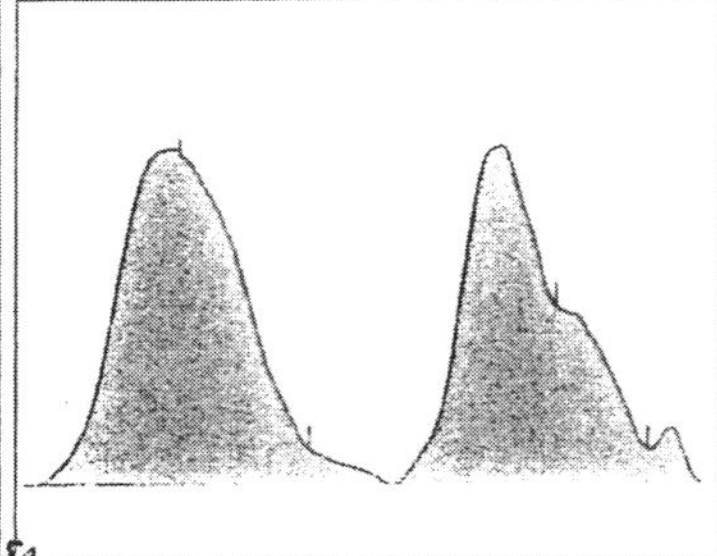

Item	Normal Range / Unit	Results
AMY Isozyme		
P	15.7 − 64.0 %	23.6
S	36.0 − 84.3 %	0.0
P/S Ratio	0.19 − 1.79	0.31
P−1	− %	23.6
P−2	− %	0.0
S−1	− %	66.9
S−2	− %	9.5
S−3	− %	0.0
S−4	− %	0.0

Item	Results
TP	
Protein fraction	
A/G	1.74
ALB	63.5
α1	2.7
α2	7.6
β1	9.2
β2	
γ	17.0
Sialic acid	55
TTT	
ZTT	
AST (GOT)	20
ALT (GPT)	17
LDH	175
T−BILL	1.0
D−BILL	
I−BILL	
ALP	200
γ−GTP	23
LAP	
TBA	3.9
ChE	312
CPK	
AMY	76
ACP	
BUN	19.2
CRE	0.73

Item	Results
WBC	4800
RBC	423
Hb	14.0
Ht	41.6
MCV	98
MCH	33.1
MCHC	33.7
PLT	16.6
Reciculer	
GB	
NEUTRO	59.1
STAB	
SEG	
LYMPHOCYTE	33.0
MONO	5.4
EOSINO	2.3
BASO	0.2
A-LYMPHOCYTE	
MYELOBLAST	
PRO-MYELO	
MYELO	
META-MYELO	
EBL	
PT−TIME	
PT−Control	
PT−Activity	
PT−INR	
APTT	

SLX	－ 38.0 U/mL	17.6
TPA	－ 74.9 U/L	3未満
PSA	－ 4.00 ng/mL	1.10
γ-Seminoprotein	－	
B2MG	0.9 － 1.9 mg/L	1.3
Span-1	－ 30 U/mL	
HCG	－ 1.0 mIU/mL	1.0以下
HCG-β	－	
Pepsinoge I	70.1 － ng/mL	50.5
Pepsinoge II	－ ng/mL	9.7
Pepsinoge I / II	3.1 －	5.2
Urine HCG	－ 2.5 mIU/mL	2.5以下
Urine B2MG	－ 200 μg/L	349
(T/B) T-Cell	60 － %	77
Tcell Absolute	2500 － /μL	1219
lymphocyte blastoid transformation	41000 －79900 cpm	54653
Stimulation index pha/cont	250 －	186.5
Natural killer cell Activity	50 － %	68.8
c-AMP	25 － pmol/mL	17.6 ↓
Vitamin A	250 － IU	1237 ↓
Vitamin D	60 － ng/mL	25.2 ↓
total homocysteine	－ 7 nmol/mL	

LD Isozyme		
I	17.3 － 30.3 %	20.5
II	30.0 － 39.7 %	30.3
III	19.0 － 25.6 %	23.4
IV	6.2 － 12.3 %	11.6
V	4.9 － 13.9 %	14.2
(VZV) IgG	－ 1.9	6.1
HBs Antigen	－ 8 バイ	8未満
HBs Antibody	－ 8 倍	128
HBe Antibody	－ 49.9 %	
HCV Antibody 3	(－)	(－)
HCV Index	－ 0.9	0.0
HCV Core Antigen	－	
DNA Polymerase	－	
Anti-mitochondria M2 antibody	－ 19.9 倍	
Type 4 collagen	－	
Hyaluronic Acid	－ 50.0 ng/mL	160 [illegible]
PIVKA-II	－	
ADA	8.6 － 20.5 U/L	17.6
FDP	－	
DUPAN-2	－	
D-dimer	－	
EBV vca/IgG	－	

UA	4.2
NAG	
Na	138
Cl	103
K	4.4
Ca	8.8
IP	
Mg	
Fe	120
TIBC	
UIBC	
T-Cho	
LDL-Cho	165
HDL-Cho	77
TG	74
PL	
NEFA	
β-LP	
GUL	90
Gly-Alb	15.7
HbA1c	
CRP	0.03
RA	
ASO	
T3	
T4	
TSH	
Vitamin C	

Urine Test	
Sugar	
Proteinuria	
Occult blood	
Katong	
Red blood cells	
W blood cells	
PH	
Specific Gravity	
[illegible]	
[illegible]	
[illegible]	
[illegible]	
[illegible]	
[illegible]	

[事例19]　75歳　女性

Item	Normal Range / Unit	Results
CEA	－ 4.0 ng/mL	↑ 4.3
Ferritin F	－ 275 ng/mL	189
FT/Fe Ratio	1 － 2	↑ 2.1
PSTI	－	
H.S ALP	－	
Tracp-56	－	
Pro-BNP	－	
AFP	－ 10.0 ng/mL	
Thymidine Kinase (TK)	－ 7.5 U/L	4.5
Elastase 1 (E1)	－ 300 ng/dL	69
NSE	－ 16.3 ng/mL	
Ribonuclease	－ 90 U/mL	
CA125	－ 35.0 U/mL	
STN	－	
CA15-3	－ 16.3 ng/mL	
BCA225	－ 160 U/mL	
CA19-9	－ 37.0 U/mL	3.2
CA72-4	－ 8.0 U/mL	
NCC-ST-439 F	－ 7.0	
CYFRA	－ 3.5 ng/mL	
SCC	－ 2.5 ng/mL	

Item	Normal Range / Unit	Results
ALP Isozyme		
ALP Ⅰ	－	
ALP Ⅰ / Ⅱ Ratio	－	
APT	－	
H.S ALP Ⅲ・Ⅳ	－	

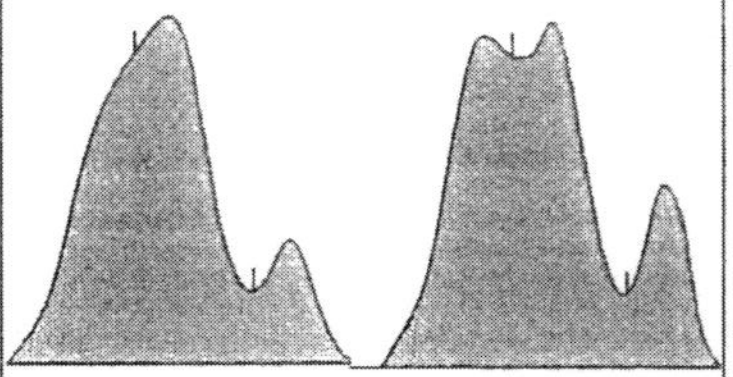

Item	Normal Range / Unit	Results
AMY Isozyme		
P	15.7 － 64.0 %	48.2
S	36.0 － 84.3 %	0.0
P/S Ratio	0.19 － 1.79	0.93
P-1	－ %	48.2
P-2	－ %	0.0
S-1	－ %	45.5
S-2	－ %	6.3
S-3	－ %	0.0
S-4	－ %	0.0

Item	Results
TP	
Protein fraction	
A/G	2.27
ALB	69.4
α1	2.2
α2	6.5
β1	8.2
β2	
γ	13.7
Sialic acid	52
TTT	
ZTT	
AST (GOT)	22
ALT (GPT)	13
LDH	232
T-BILL	1.0
D-BILL	
I-BILL	
ALP	316
γ-GTP	9
LAP	
TBA	4.4
ChE	251
CPK	
AMY	65
ACP	
BUN	↑ 25.2
CRE	↑ 0.83

Item	Results
WBC	6100
RBC	456
Hb	14.6
Ht ↑	46.0
MCV	101
MCH	32.0
MCHC	31.7
PLT	19.6
Reciculer	
GB	
NEUTRO	64.3
STAB	
SEG	
LYMPHOCYTE	22.8
MONO	5.7
EOSINO	6.4
BASO	0.8
A-LYMPHOCYTE	
MYELOBLAST	
PRO-MYELO	
MYELO	
META-MYELO	
EBL	
PT-TIME	
Control	
Activity	
PT-INR	
PT-APIT	

SLX	－ 38.0 U/mL	21.6
TPA	－ 74.9 U/L	11
PSA	－ 4.00 ng/mL	
γ-Seminoprotein	－	
B2MG	0.9 － 1.9 mg/L	↑ 2.0
Span-1	－ 30 U/mL	
HCG	－ 1.0 mIU/mL	↑ 1.2
HCG-β	－	
Pepsinoge I	70.1 － ng/mL	106.2
Pepsinoge II	－ ng/mL	31.1
Pepsinoge I / II	3.1 －	3.4
Urine HCG	－ mIU/mL	2.5以下
Urine B2MG	－ 200 μg/L	↑ 918
(T/B) T-Cell	60 － %	81
Tcell Absolute	605 － 2564 /μL	1126
lymphocyte blastoid transformation	41000 － 79900 cpm	57657
Stimulation index pha/cont	250 －	295.7
Natural killer cell Activity	50 － %	↓ 44.6
c AMP	25 － pmol/mL	↓ 22.2
Vitamin A	250 － μg/dL	↓ 110.7
Vitamin D	60 － ng/mL	↓ 18.1
total homocysteine	－ 15 nmol/mL	

LDH Isozyme		
I	17.3 － 30.3 %	28.4
II	30.0 － 39.7 %	32.5
III	19.0 － 25.6 %	22.4
IV	6.2 － 12.3 %	9.1
V	4.9 － 13.9 %	7.6
(VZV) IgG	－ 1.9	↑ 80.6
HBs Antigen	－	8未満
HBs Antibody	－ 8 倍	8未満
HBe Antibody	－ 49.9 %	
HCV Antibody 3	－	
HCV Index	－ 0.9	0.0
HCV Core Antibody	－	
DNA Polymerase	－	
Anti-mitochondria M2 antibody	－ 19.9 倍	
Type 4 Cell-Mediated	－	
Hyaluronic Acid	－ 50.0 ng/mL	↑ 60.5
PIVKA-II	－	
ADA	8.6 － 20.5 U/L	15.8
FDP	－	
DUPAN-2	－	
D-dimer	－	

UA	4.7
NAG	
Na	143
Cl	104
K	4.0
Ca	9.6
IP	9.6
Mg	
Fe	88
TIBC	
UIBC	
T-Cho	
LDL-Cho	↑ 139
HDL-Cho	84
TG	66
PL	
NEFA	
BLP	
GUL	88
Gly-Alb	14.7
HbA1c	
CRP	0.08
RA	
ASO	

Urine Test	
Sugar	
Proteinuria	
Occult blood	
Katong	
Red blood cells	
W blood cells	
PH	
Specific Gravity	
Vitamin C	

10年前 肺腺がん

[事例20]　51歳　女性

Item	Normal Range / Unit	Results
CEA	− 4.0 ng/mL	51.7 ↗
Ferritin F	− 100 ng/mL	1130
FT/Fe Ratio	1 − 2	20.55 ↗
PSTI	−	
H.S ALP	−	
Tracp-5b	−	1460 ↗
Pro-BNP	− 125 pg/mL	
AFP	− 10.0 ng/mL	
Thymidine Kinase (TK)	− 5.0 U/L	46.8
Elastase 1 (E1)	− 300 ng/dL	157
NSE	− 8.0 ng/mL	52.2 ↗
Ribonuclease	− 90 U/mL	
CA125	− 35.0 U/mL	12.5
STN	− 25 U/mL	15.2
CA15-3	− ng/mL	423 ↗
BCA225	− 160 U/mL	6030.0 ↗
CA19-9	− 37.0 U/mL	13.2
CA72-4	− 4.0 U/mL	
NCC-ST-439 F	− 7.0	
CYFRA	− 3.5 ng/mL	
SCC	− 1.5 ng/mL	

Item	Normal Range / Unit	Results
ALP Isozyme		
ALP Ⅰ	−	
ALP Ⅰ / Ⅱ Ratio	−	
APT	−	
H.S ALP Ⅲ・Ⅳ	−	

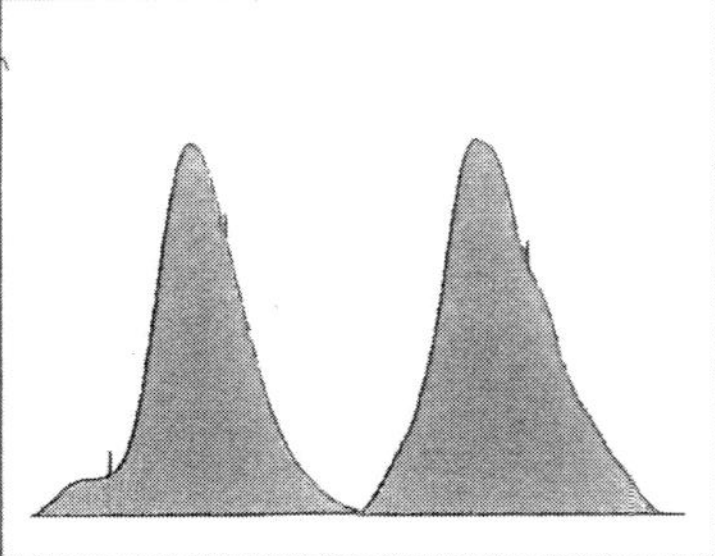

AMY Isozyme		
P	15.7 − 64.0 %	21.7
S	36.0 − 84.3 %	78.3
P/S Ratio	0.19 − 1.79	0.28
P-1	− %	21.7
P-2	− %	0.0
S-1	− %	66.2
S-2	− %	12.1
S-3	− %	0.0
S-4	− %	0.0

Item	Results
TP	
Protein fraction	
A/G	1.33
ALB	57.0 ↘
α 1	4.1 ↗
α 2	10.2
β 1	11.2
β 2	
γ	17.2
Sialic acid	94 ↗
TTT	
ZTT	
AST (GOT)	46
ALT (GPT)	14
LDH	294
T-BILL	0.7
D-BILL	
I-BILL	
ALP	245
γ-GTP	20
LAP	
TBA	9.4
ChE	323
CPK	
AMY	101
ACP	
BUN	16.2
CRE	0.50

Item	Results
WBC	7200
RBC	409
Hb	10.8
Ht	34.8
MCV	85
MCH	26.4
MCHC	31.0
PLT	39.0
Reciculer	
GB	
NEUTRO	66.1
STAB	
SEG	
LYMPHOCYTE	27.4
MONO	4.7
EOSINO	1.4
BASO	0.4
A-LYMPHOCYTE	
MYELOBLAST	
PRO-MYELO	
MYELO	
META-MYELO	
EBL	
PT-TIME	
PT-Control	
PT-Activity	
PT-INR	
APTT	

SLX	− 38.0 U/mL	22.0
TPA	− 74.9 U/L	499 ↗
PSA	− 4.00 ng/mL	
γ-Seminoprotein	−	
B2MG	0.9 − 1.9 mg/L	1.8
Span-1	− 30 U/mL	
HCG	− 1.0 mIU/mL	1.0以下
HCG-β	−	
Pepsinoge I	70.1 − ng/mL	73.2
Pepsinoge II	− ng/mL	11.0
Pepsinoge I/II	3.1 −	6.7
Urine HCG	− mIU/mL	2.5以下
Urine B2MG	− 200 μg/L	78
(T/B) T-Cell	72 − %	76
Tcell Absolute	2500 − /μL	1499
lymphocyte blastoid transformation	41000 − 79900 cpm	41904
Stimulation index pha/cont	250 −	110.3
Natural killer cell Activity	50 − %	7.1
c-AMP	25 − pmol/mL	13.8
Vitamin A	250 − IU	108
Vitamin D	60 − ng/mL	50.1
total homocysteine	− 7 nmol/mL	

LD Isozyme		
I	17.3 − 30.3 %	10.6
II	30.0 − 39.7 %	18.8
III	19.0 − 25.6 %	16.4
IV	6.2 − 12.3 %	8.0
V	4.9 − 13.9 %	46.2 ↗
(VZV) IgG	− 1.9	14.1
HBs Antigen	− 8 バイ	
HBs Antibody	− 8 倍	
HBe Antibody	− 49.9 %	
HCV Antibody 3	(−)	
HCV Index	− 0.9	
HCV Core Antigen	−	
DNA Polymerase	−	
Anti-mitochondria M2 antibody	− 19.9 倍	
Type 4 collagen	−	
Hyaluronic Acid	− 50.0 ng/mL	64.0 ↗
PIVKA-II	−	
ADA	8.6 − 18 U/L	23.0 ↗
FDP	−	
DUPAN-2	0 − 150 U/mL	
D-dimer	−	
EBV vca/IgG	−	

UA	3.5
NAG	
Na	130
Cl	95
K	5.1
Ca	8.7
IP	
Mg	
Fe	55
TIBC	
UIBC	
T-Cho	156
LDL-Cho	77
HDL-Cho	58
TG	72
PL	
NEFA	
β-LP	
GUL	98
Gly-Alb	15.9
HbA1c	5.6
CRP	0.78
RA	
ASO	
T3	
T4	
TSH	
Vitamin C	
BNP	

Urine Test	
Sugar	
Proteinuria	
Occult blood	
Katong	
Red blood cells	
W blood cells	
PH	
Specific Gravity	
TMCA判定	
乳癌骨転移、左乳房全摘、2018、仙骨転移	

事例における病名・症状

事例番号	年齢	性別	TMCA判定	病名(既往歴含む)・症状
1	55	M	TSⅣ（G0）	胆石・腰痛
2	68	F	TSⅤ（G2）	リウマチ性多発筋痛症
3	71	M	TSⅤ（G2）	腎盂癌・尿管癌・膀胱癌
4	75	M	TSⅣ（G0）	膀胱癌・高血圧・狭心症
5	73	M	TSⅣ（G0）	慢性骨髄性白血病
6	77	F	TSⅤ（G2）	大腸癌・脳腫瘍・高血圧
7	63	M	TSⅤ（G1）	血痰
8	52	M	TSⅣ（G0）	逆流性食道炎
9	47	F	TSⅣ（G0）	乳癌疑い・咳喘息
10	55	F	TSⅤ（G1）	膀胱癌・尿管癌
11	68	F	TSⅤ（G2）	乳癌
12	52	M	TSⅣ（G0）	特になし
13	40	F	TSⅤ（G2）	乳癌
14	71	M	TSⅤ（G1）	特になし
15	78	F	TSⅤ（G2）	子宮体癌・高血圧
16	52	F	TSⅣ（G0）	子宮筋腫
17	59	M	TSⅤ（G2）	大腸癌
18	70	M	TSⅤ（G2）	大腸癌
19	75	M	TSⅣ（G0）	肺腺癌
20	51	F	TSⅤ（G3）	乳癌・骨転移

参考論文集：Tsuneo Kobayashi, MD. PhD.　Bibliography:

1）Kobayashi et al. Prospective Investigation of tumor markers and risk assessment in early cancer screening. Cancer, 73, 1946-1953, 1994
2）Tsuneo Kobayashi. A Blood tumor marker combination assay produces high sensitivity and high specificity for cancer according to the natural history. Cancer Medicine 2018; 7（3）:549-556: doi:10.1002/cam4.1275
http://onlinelibrary.wiley.com/doi/10.1002/cam4.1275/full
3）Tsuneo Kobayashi. Given the continuing dispute over the role of genetic abnormalities and protracted mitochondrial respiratory dysfunction in carcinogenesis, what is the core underlying entity? MOJ Current Research & Reviews.2018;1(2):86-100. DOI:10.15406/mojcrr.2018.01.00014
http://medcraveonline.com/MOJCRR/MOJCRR-01-00014.pdf
4）Tsuneo Kobayashi. A method to induce tumor marker release. MOJ Current Res & Rev. 2018;1（3）:101-108. DOI:10,15406/mojcrr.2018.01.00015
http://medcraveonline.com/MOJCRR/MOJCRR-01-00015.pdf
5）Tsuneo Kobayashi. Cancer recurrence prevention program was scientifically carried out by utilizing dynamic tumor marker combination assay. Oncol. Res Rev, 2018;1(3):1-3:doi:10.15761/ORR.1000114
6）Tsuneo Kobayashi. 2018. Three step primary liver prevention program utilizing dynamic tumor marker combination assay in high-risk patients with chronic hepatitis. MOJ Curr Res & Rev.;1(3):114-117.DOI:10.15406/mojcrr.2018.01.00017
http://medcraveonline.com/MOJCRR/MOJCRR-01-00017.pdf
7）Tsuneo Kobayashi. 2018. Life correlation between human-body and bacteria. J Dent Health Oral Disord. Ther. 9(3): 152-159. DOI:10.15406/jdhodt.2018.09.00368
http://medcraveonline.com/JDHODT/JDHODT-09-00368.pdf
8）Tsuneo Kobayashi. 2018. Biochemical Meaning of Defective Immune-Surveillance in Cancer Patients. Arch Cancer Res. 6（2）:8. 1-5. DOI:10.21767/2254-6081.100174. 9）Tsuneo Kobayashi. 209. Carcinogenesis with mitochondrial respiratory degeneration was testified using a specific herbal medicine. OA J. of Oncology. 1（2）、1-10. DOI:10.331118/oaj.oncol.2019.01.002
https://doi.org/10.33118/oaj.oncol.2019.01.002

https://onlinelibrary.wiley.com/doi/epdf/10.1002/cam4.1275
http://medcraveonline.com/MOJCRR/MOJCRR-01-00014.pdf
http://medcraveonline.com/MOJCRR/MOJCRR-01-00015.pdf
http://medcraveonline.com/MOJCRR/MOJCRR-01-00017.pdf
http://medcraveonline.com/JDHODT/JDHODT-09-00368.pdf

(19) Goodwin PJ, Ennis M, Pritchard KI, Koo J, and Hood N. Prognostic effects of 25-hydroxyvitamin D levels in early breast cancer. J Clin Oncol. 2009; 27 (23) :3757 -63.

(20) Kobayashi T, Jo T, Hayashida S, Enhancement if immune-surveillance in Cancer Patients. American J of Acupuncture. 1987; 15: 25-33.

(21) Tsuneo Kobayashi. 2018. Biochemical Meaning of Defective Immune Surveillance in Cancer Patients. Arch Cancer Res. 6 (2) :8. 1-5. DOI: 10.21767/2254-6081.100174.

(22) Hsie AW, Puck TT (1971) Morphological transformation of Chinese hamster cells by dibutyryl adenosine cyclic 3': 5'-monophosphate and testosterone. Proceedings of the National Academy of Sciences of the USA. 68: 358-361.

(23) Tanimizu T, Sugimoto K, Hayashi N, et al. New approach to Chinese herb medicine, inhibition by Chinese herb medicine" Sun Advance"of SV40 transformation in mouse cells. Proc Symposium WAKANYAKU. 1982; 15: 228-233.

(24) Sugimoto K, Jo T, Tanimizu T, et al. The effect of the anti-tumor herb medicine "Sun Advance" in mice. Proc Symposium WAKANYAKU. 1982; 15:224-227.

(25) Pedersen PL. Tumor mitochondria and the Bioenergetics of Cancer Cells. Prog Exper Tumor Res. 1978:22:190-274.

(26) Reitzer LJ, Wice BM, Kennell D. Evidence that glutamine, not sugar, is the major energy source for cultured HeLa cells. J Biol Chem 1979 Apr 25;254 (8) :2669-76.

(27) Tsuneo Kobayashi. The detection and treatment of microcancer. Am J Acupuncture. 1985; 13: 137-47.

(28) Abe H, Arichi S, Hayashi T, Odashima S. Ultrastructural studies of Morris hepatoma cells reversely transformed by ginsenosides. Experientia 1979 Dec 15;35 (12) :1647-9.

(29) Tsuneo Kobayashi. 2022. Primary cancer prevention project. Among 158 primary high-risk subjects, three interventional treatments were carried out with glutamine restriction diet and ketogenic diet and detoxifying therapy and prescription of herbal medicine (SA) : 1.5g/day) . In submission.

(30) Klement RJ. (2017) . Beneficial ketogenic diets for cancer patient for a realist review with focus on evidence and confirmation. Med Oncol. 34.132

(31) Tsuneo Kobayashi. 2019. Re-differentiation inducing treatment for cancer. J of Cancer and Science and Therapy.1, 1-19.

Figure in page 135
Amy Berrington de González, Sarah Darby. Risk of cancer from diagnostic X-rays: estimates for the UK and 14 other countries. LANCET, 363, 345-351, 2004

《参考文献》

(1) Serasinghe MN, Sesaki H, et al. Mitochondrial Division is Requisite to RAS-induced Transformation and Targeted by Oncogenic MAPK Pathway Inhibitors. Moll Cell 2015:57 (3) : 521-536.

(2) Gray MW. Franz Lang B, Cedergren R, et al. Genome structure and gene content in protist mitochondrial DNAs. NuclAcid Res. 1998, 26:865-879.

(3) Gray MW, et al. Mitochondrial evolution. Science 283, 1476 (1999)

(4) Seyfried TN, Cancer as a Metabolic Disease: On the Origin, Management, and Prevention of Cancer. Jury 2012. Wiley

(5) Baker SG, Kramer BS. Paradoxes in carcinogenesis: new opportunities for research directions. BMC Cancer 2007; 7:151

(6) Seyfried T.N. Arismendi-Morillo.G. Mukherjee P. Chinopolos.C. On the origin of ATP synthesis in Cancer iScience 23:101761 November,20,2020

(7) Cuezva JM, Ortega AD, Willers I, Sanchez-Cenizo L, Aldea M. Sanchez-Arago M. The tumor suppressor function of mitochondria: translation into the clinics. Biochim. Biophys Acta.2009; 1792 (12) : 1145-1158.

(8) Seyfried TN, Flores RE, Poff AM, et al. D, Agostino D P. Cancer as a metabolic disease: implications for novel therapeutics. Carcinogenesis 2014 Mar; 35 (3) : 515–527. 10.1093/carcin/bgt480

(9) Koura M. Isaka H. Yoshida M.C. Tosu M. Sekiguchi T. 1982., Suppression of tumorigenicity in interspecific reconstituted cell and cybrids. Gann. 73 (4) , 574–580.

(10) Israel BA. Schaeffer WI. Cytoplasmic suppression of malignancy. In Vitro Cell Dev Biol.1987; 23 (9) : 627-632.

(11) Israel BA. Schaeffer WI. Cytoplasmic mediation of malignancy. In Vitro Cell Dev Biol.1988; 24 (5) : 487-490.

(12) Ristow M. Oxidative metabolism in cancer growth. Curr Opin Clin Nutr Metab Care. 2006; 9 (4) : 339-45

(13) Tsuneo Kobayashi. 2020. Host factor as a vitamin A deficiency for carcinogenesis. In submission.

(14) Smith JE, Muto Y, Milch PO, et al. The effects of chylomicron Vitamin A on the Metabolism of Retinol- binding protein in the Rat. J Biol Chem. 1973; 248(5):1544-9

(15) Muto Y, Moriwaki H, Ninomiya M, et al. Prevention of second primary tumors by an acyclic retinoid. Polyprenoic acid in patients with hepatocellular carcinoma. N Engl J Med. 1996; 334 (24) :1561-7.

(16) Shimizu M et al. Strategy and mechanism for the prevention of hepatocellular carcinoma: Phosphorylated retinoid X receptor α is a critical target for hepatocellular carcinoma chemoprevention. Cancer Science. 2009; 100: 369-374.

(17) Doldo E, Costanza G, Agostinelli S, et al. Vitamin A, cancer treatment and prevention: The new role of cellular retinol binding proteins. Biomed Res Int. 2015; 2015:624-7.

(18) Ahonen MH, Tenkanen L, Teppo L, Hakama M, and Tuohimaa P. Prostate cancer risk and prediagnostic serum 25-hydro,cyvitamin D levels (Finland) . Cancer Causes Control. 2000; 11 (9) : 847-52.

あとがき

まえがきにも述べましたが、ドイツのR・ウィルヒョウが悪性腫瘍であると主張してから科学や医学は進化していると云いながら世間一般では癌で死ぬ人は増加し続けて、ついに癌死が世界で年間約１０００万人（２０１８年）になりました。

また、90年前にオットー・ワールブルグが癌は呼吸代謝病だという報告をしてノーベル賞を受賞したのですが、この説は癌医学に全く生かされませんでした。

私が癌を新生物として、呼吸代謝病として、生物学的、生化学的に診断する方法を発表したのですが論文としては世界で高く評価されましたが、今回ＴＭＣＡ検診の具体的な読み方を教科書として発表できることになりました。

多くの医師達がこのＴＭＣＡ検診のよみかたを勉強して、具体的に日常診療に活用して頂ければ癌に罹る人も死ぬ人もいなくなる時代が到来します。

本だけでは疑問があると思いますので、随時勉強会を開いてますので研究会へご連絡ください。

がん代謝病免疫研究会

tmcaj.com

２０２２年3月吉日　医学博士・医師　小林 常雄

癌でなくなる人を減らすには

1965年、約10万人／年だったがんの死亡者が、2019年には38万人／年に増加している。がんの死亡者を減少させるには、再発と転移を防ぐことが必要です。

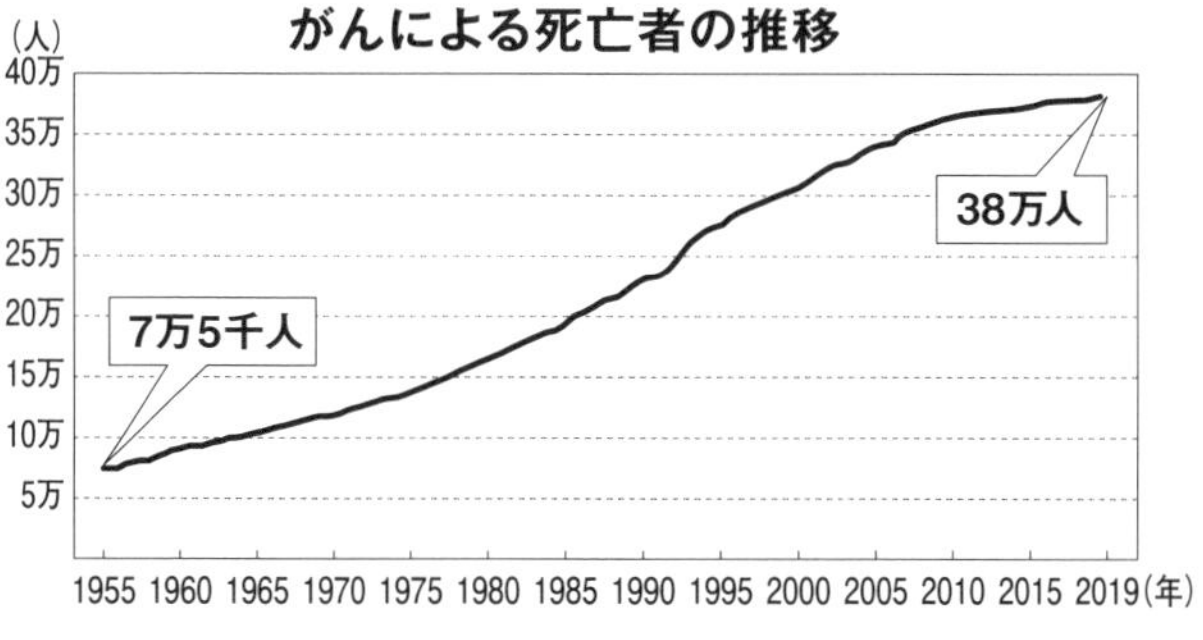

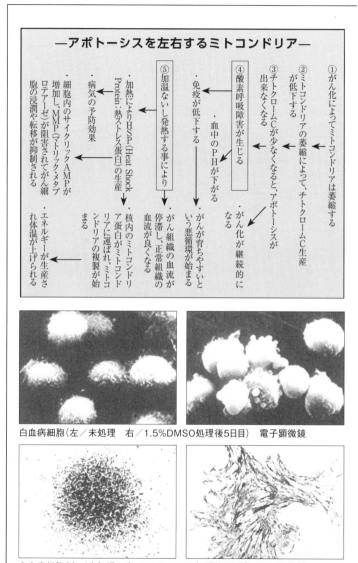

—アポトーシスを左右するミトコンドリア—

①がん化によってミトコンドリアは萎縮する

↓

②ミトコンドリアの萎縮によって、チトクロームC生産が低下する

↓

③チトクロームCが少なくなると、アポトーシスが出来なくなる

・がん化が継続的になる

↓

④酸素呼吸障害が生じる

・血中のPHが下がる

・免疫が低下する

・がんが育ちやすいという悪循環が始まる

⑤加温ないし発熱する事により

・がん組織の血流が停滞し、正常組織の血流が良くなる

・加熱によりHSP(Heat Shock Protein：熱ストレス蛋白)の生産

・核内のミトコンドリア蛋白がミトコンドリアに運ばれ、ミトコンドリアの複製が始まる

・病気の予防効果

・細胞内のサイクリックAMPが増加し、MMP(マトリックス・メタプロテアーゼ)が阻害されてがん細胞の浸潤や転移が抑制される

・エネルギーが生産され体温が上げられる

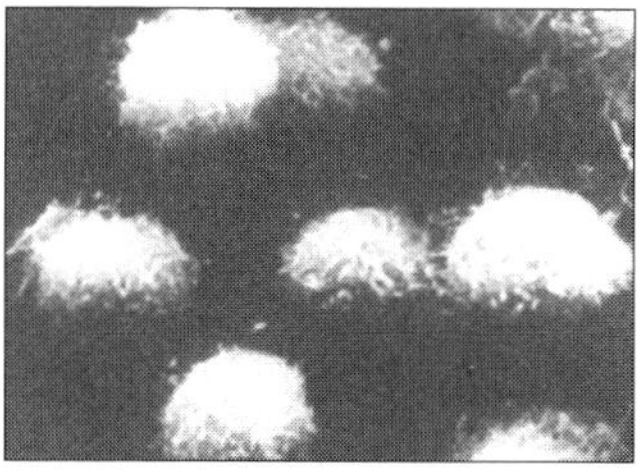

白血病細胞(左／未処理　右／1.5%DMSO処理後5日目)　電子顕微鏡

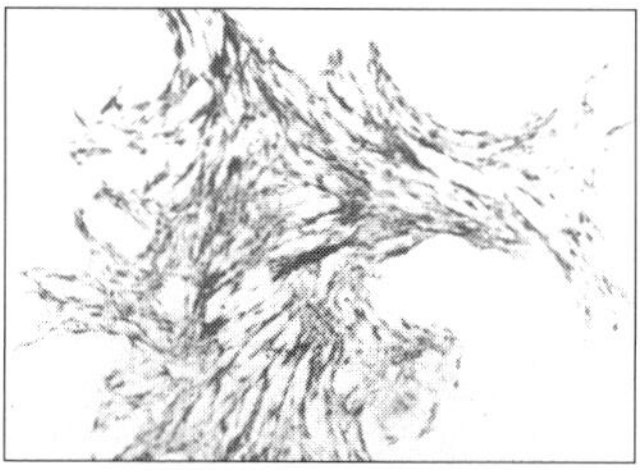

白血病細胞(左／未処理　右／1.5%DMSO処理後5日目)　電子顕微鏡

【著者プロフィール】

癌代謝病・免疫研究会会長
東京白金台クリニック がん再発予防センター長
医学博士・医師　小林 常雄

1944年鳥取生まれ。

69年鳥取大学医学部卒業後、国立がん研究センター内地留学、72年～74年京都大学大学院、79年東京大学大学院卒業。京都大学と東京大学の大学院で生化学を中心としたがんの基礎研究を行い、東京大学で博士号を取得。79年以後、一心総合病院副院長、京北病院院長、IMHCクリニック院長を歴任。現在、癌代謝病・免疫研究会会長、東京白金台クリニックがん再発予防センター長を務める。

NHK（ETV）放映の「人間はなぜ治るのか? 第2回癌からの生還」治療ルポが大きな反響を呼んだ。16年9月アメリカ総合医療学会で招待講演、「生涯賞」を受賞。

著書として、『ついにわかった癌予防の実際』（主婦の友社）、『癌・温熱療法の科学』（東洋医学舎）、『告知してこそがんは治る』（現代書林）、『ガン病棟7割生還』（トクマブックス新書）、『ガンを消す自己治癒力』（同文書院）、『健康情報革命 ボケ、ガン常識を覆せ』（イーブック新書）、『免疫力を高めるコツ50』（同文書院）、『がんの正体がわかった! 』（創藝社）、『今こそ知るべきガンの真相と終焉』（創藝社）、『癌・温熱療法の科学』（三冬社）ほか多数。

癌代謝病・免疫研究会HP　https://tmcaj.com/

再発・転移を防ぐ
癌がわかる腫瘍マーカーの教科書

令和４年５月10日　初版印刷
令和４年５月25日　初版発行

著　者：小林 常雄
発行者：佐藤 公彦
発行所：株式会社 三冬社
〒104-0028
東京都中央区八重洲2-11-2 城辺橋ビル
TEL 03-3231-7739　FAX 03-3231-7735

印刷・製本／太洋社

ISBN978-4-86563-083-1